家庭医という選択

19番目の専門医

もくじ

第一章

家庭医療の先駆者

Interview Part1

第二章

家庭医に魅せられた医師たち

Interview Part2

第三章

家庭医にしかできない仕事

Interview Part3

第四章　プライマリ・ケアと家庭医のこれから

対談

はじめに

家庭医が説明しづらい理由

「家庭医」と呼ばれる医師がいることをご存知だろうか。往診専門の医師？　富裕層のお抱えドクター？　家族ぐるみで通うかかりつけ医？

わが国ではまだ馴染みのない名称だが、じつは日本の医療の未来を支える存在として大きな期待をかけられているのが家庭医だ。前述の例では「家族ぐるみで通うかかりつけ医」のイメージが最も近いが、それでもまだ家庭医のすべてを表すものではない。

家庭医を言葉で説明するのは難しい。現在家庭医として活躍している医師たちも口を揃えてそう言っている。家庭医や家庭医療を定義しようとすると、やたら長い文章になってしまい、枝葉が広がるばかりで収拾がつかなくなる。「家庭医の数だけ家庭医療のスタイルがある」と言われるほど、ひとくくりに語るのが困難なのだ。

なぜ一言で語れないのかというと、家庭医の扱う医療の範囲が多岐にわたり、しかも常に変化し続けているからだ。私たちがよく知っている医師というのは「小児科医」「眼科医」「心臓外科医」など主に扱う対象や部位、臓器が一目で分かるような名称が付けられている。医師に「あなたの専門はなんですか?」と聞けば、「私は産婦人科です」「皮膚科です」「脳神経外科です」といった答えが即座に返ってくるだろう。中には「循環器内科の糖尿病専門医です」と答える医師もいるはずだ。

家庭医は、このような臓器や疾病のどれかを専門に持つのではなく、「人」「家族」「地域」といった社会的な存在を対象とし、それらを総合的に扱う家庭医療という領域をベースにしている。「あなたの専門はなんですか?」と聞かれた家庭医は「私の専門は家庭医療です」と答えるしかなく、家庭医療の何たるかを知らない人にはなかなか理解されないのが現状なのだ。

モデルとして確立されていない医師像

日本で「家庭医」や「家庭医療」という言葉が使われるようになったのは1980年代。家庭医療先進国であるアメリカやカナダなどで専門教育を受けた日本人医師たちが、日本にも家庭医療を普及させるべきだと活動を始めた頃である。しかし、当時の医療界全体を動かすほどのムーブメントには至らず、これまでずっとマイナーな立場を強いられていた。臓器別の専門医のように医師としてのアイデンティティを明確に示すことが難しかったため、一般市民はもとより医療界でも「家庭医」の名を知る人はなかなか増えなかった。大学の医学部もどちらかというと臓器別専門医の育成が中心で、学生や研修医が家庭医療を学べる機会はほとんどなかった。今ほどインターネットが普及しておらず、必要な情報に自由にアクセスすることができなかった時代、臓器や疾病という枠組みに縛られることなく、なんでも対応できる幅広い能力を持つ医者になりたいと望んだ若い医師たちには、家庭医を知るきっかけも、学ぶ場所も、将来像をイメージするロールモデルも十分に与えられていなかったのである。

お手本のない時代に道を切り拓いた医師たち

本書は、現在家庭医療の第一線で活躍している5人の医師へのインタビューを通じて、家庭医とはどんな医師か、家庭医療とは何かを紐解いていくものである。彼らの仕事場は住宅街の小さな診療所から大病院の外来、大学の医学教育部門まで5人それぞれに特徴を持つ。また、患者や地域特性によって提供している医療サービスの内容も異なり、まさに5人の家庭医が5種類の家庭医療を実践している。

立場や仕事内容は違えども、5人に共通しているのは「こういう医者になりたい」というイメージをはっきり持っており、どんな状況下でも決してブレなかったこと。周囲に理解されず、家庭医という名前すら知らなかったが、自分のやろうとしていることは間違っていないと直感的に気づいていた。唯一の壁は、自分がイメージする医師になるためのルートが整備されておらず、お手本になる人たちが身近にいなかったことだ。そして今、5人全員が異口同音に「これが私のなりたかった医師の姿だ」と断言している。壁にぶち当たることはあっても、自分の選んだ道を疑ったことは一度もない信念の強さがインタビューの端々に感じられた。

それほどまでに、家庭医には医師を志す若者を引きつける魅力があるのかもしれない。そして、その引力に従って道なき道をたどってきた軌跡が、後に続く者たちにとってのお手本となっている。家庭医の魅力のすべてを本書でご紹介することはできないが、家庭医に興味を持ち自分も目指してみようかと思い始めている医学生や医師に、こんな素晴らしいお手本があることを伝えられればと思う。先人たちが積み重ねてきた知恵やノウハウが、今は充実した教育環境や研修プログラムに結実している。家庭医療の現場を体験したり、魅力に触れる機会も増えている。そして一般の読者の方には、私たちにとって家庭医がいかに心強く頼りがいのある存在であるかを感じ取っていただければ幸いだ。本書を読んだあと、さらに深く知りたいと思ったら「家庭医」というキーワードで検索してみてほしい。日本の各地で、地域に根ざし、地域住民とともに生きる熱い気持ちを持った医師たちの姿を見つけることができるだろう。

序　章
19番目の専門医

1　なぜ今、家庭医なのか

変わり始めた日本の医療

日本の医療制度は今、大きな転換期を迎えている。国民皆保険をはじめとする医療・福祉システムや、大学病院を中心とした高度で先進的な医療技術は世界に誇れるレベルであるが、近年は随所でひずみが表面化している。地方における医師不足や偏在、医療・介護難民の発生、保険財政の破綻など数え上げれば切りがない。

また、2025年には団塊の世代が75歳以上の後期高齢者となり、4人に1人が75歳以上という超高齢化社会が到来する。これまで国を支えてきた世代が社会保障の給付を受ける側に回り、医療費・介護費の増加は社会保障財政のバランスを崩すと懸念されている。

厚生労働省ではこうした事態に対応するため、「病院完結型」から「地域完結型」へ、「治す医療」から「支える医療」へと医療政策の大転換を図っている。そして「地域で支える医療」を実現するために欠かせない存在なのが、国民の日常的な健康問題に幅広く対応でき、地域のヘルスケアに積極的に貢献し、長期的・継続的な医療サービスを提供する「総合力を持った医師」なのである。

地域の健康問題に総合的に関わるプライマリ・ケア

地域で支える医療を考える際の重要なキーワードとなるのが「プライマリ・ケア」。「プライマリ」とは「初期の」「第一の」「基本的な」という意味である。体の不調を感じたり健康に不安を持つ地域住民が最初に訪れる医療機関での「一次医療」と解釈されることが多いのだが、実際のプライマリ・ケアはもっと幅広い医療サービスを提供する。

日本プライマリ・ケア連合学会(1)のホームページには、１９９６年に米国国立科学アカデミー（National Academy of Sciences, NAS）が定義したものが紹介されており、その中で「primary care とは、患者の抱える問題の大部分に対処でき、かつ継続的なパートナーシップを築き、家族及び地域という枠組みの中で責任を持って診療する臨床医によって提供される、総合性と受診のしやすさを特徴とするヘルスケアサービスである」と書かれている。プライマリ・ケアとは「国民のあらゆる健康上の問題、疾病に対し、総合的・継続的、そして全人的に対応する地域の保健医療福祉機能」を持つものである。

(1) 一般社団法人日本プライマリ・ケア連合学会／２０１０年４月１日、日本プライマリ・ケア学会、日本家庭医療学会、日本総合診療医学会の３つの組織が合併して設立。現在の会員数は医師１０，００２名、歯科医師68名、薬剤師５８４名、コ・メディカル３０４名、賛助20社、学生１６２名、計１１，１４０名である。（２０１４年５月末日現在）

欧米ではプライマリ・ケアは専門性を持った領域として確立しており、内科や外科の専門医と同じように専門的な研修やトレーニングを受けたプライマリ・ケア医を養成している。地域の診療所や病院で働く医師の多くはプライマリ・ケア医である。

一方日本では、長年プライマリ・ケアの専門性が認識されず、開業医や一般病院の外来などで一般内科医、小児科医などが実質的なプライマリ・ケアを提供してきた。いわゆる「かかりつけ医」と呼ばれる医師たちだ。プライマリ・ケアを専門とする医師の育成や専門医認定が実施されたのは１９９０年代以降である。

プライマリ・ケアの中核を担う家庭医

プライマリ・ケアを専門とする診療科を英語で「ファミリー・プラクティス（Family Practice）」と言い、直訳すると「家庭医療」になる。ここから家庭医療を行う医師を「家庭医」と呼ぶようになった。現在、日本プライマリ・ケア連合学会が認定する「家庭医療専門医」は約４５０名。30万人近い日本の医師の中ではまだまだマイノリティだが、日本の地域医療の未来を支える存在として大きな期待をかけられ、家庭医を目指す若い医師も増え始めている。第四章の対談で語られているように、同学会では意欲ある優秀な家庭医を１人でも多く増やすべくプライマリ・ケアの普及・強化・教育・研究に努めている。

2　総合診療専門医の誕生

正式に認められた家庭医療の専門医

２０１３年４月、厚生労働省は「専門医の在り方に関する検討会」の最終報告書を公表し、日本の専門医制度は大きく変わることとなった(2)。その中で専門医は「それぞれの診療領域における適切な教育を受けて十分な知識・経験を持ち、患者から信頼される標準的な医療を提供できる医師」と定義されている。これまでは、76の学会が所属(3)している社団法人日本専門医制評価・認定機構（現・一般社団法人日本専門医機構）(4)が18の基本領域(5)を定め、各学会が独自に専門医制度を運営していた。

検討会では学会中心の専門医制度を改め、中立的な第三者機関を設立して専門

〈 基本領域の専門医名称 〉(5)

1 総合内科専門医
2 外科専門医
3 小児科専門医
4 産婦人科専門医
5 皮膚科専門医
6 精神科専門医
7 整形外科専門医
8 眼科専門医
9 耳鼻咽喉科専門医
10 泌尿器科専門医
11 脳神経外科専門医
12 放射線科専門医
13 麻酔科専門医
14 病理専門医
15 臨床検査専門医
16 形成外科専門医
17 リハビリテーション科専門医
18 救急科専門医
19 総合診療専門医 ※2020年より

(2) 専門医の在り方に関する検討会報告書（平成25年4月22日厚生労働省医政局）http://www.mhlw.go.jp/stf/shingi/2r985200000300ju.html

(3) 我が国の専門医制度の現状と新たな制度の基本設計（日本専門医制評価・認定機構　池田康夫：平成23年11月4日）http://www.primary-care.or.jp/about/index.html

(4) 日本専門医制評価・認定機構は厚生労働省「専門医の在り方に関する検討会」の報告書を受けて、平成26年度で解散。事業内容を引き継いだ一般社団法人日本専門医機構が平成26年5月7日、正式に発足した。

医の認定や養成プログラムの評価・認定を統一的に行うなど専門医の質の向上を目指した施策をいくつか提案している。

その中で大きな柱となっているのが、19番目の基本領域として「総合診療専門医」が新設されることである。

報告書では、総合診療専門医とは、「日常的に頻度が高く、幅広い領域の疾病と傷害等について、わが国の医療提供体制の中で、適切な初期対応と必要に応じた継続医療を全人的に提供」し、また「地域によって異なるニーズに的確に対応できる『地域を診る医師』としての視点も重要であり、他の領域別専門医や他職種と連携して、多様な医療サービスを包括的かつ柔軟に提供することが期待される」とある(6)。

じつは、今回の改革で認定された総合診療専門医の位置づけは家庭医とほぼ同義である。１９８０年代から地道に実践されてきた家庭医療が「総合的な診療能力」として正式にその専門性を認められたことになるのだ。これは１００年以上続く日本の医療の中でも類を見ない革新的な出来事であり、家庭医療の実践と普及を加速させる追い風になると期待されている。

報告書によれば２０１４年に発足した日本専門医機構の新体制のもと、２０１７年度から研修（後期研修）がスタートし、２０２０年度から新制度により専門医が誕生する予定だ。いずれは総合診療を専門にする診療所や病院も出てくるかもしれない。

(6) 前述(2)

名称をめぐる議論

これまで、日本の医療界では家庭医や家庭医療という名称以外にもさまざまな呼び名が混在していた。ざっと見ただけでも「家庭医」「総合医」「プライマリ・ケア医」「一般医」「総合診療医」などがあり、それぞれ微妙なニュアンスの違いを含んで併用されている。また、開業医や診療所など規模の小さな医療機関で働く医師を「家庭医」、市中病院や大規模病院の勤務医を「総合診療医」「病院総合医」などと呼んで区別することもあるが、これも厳密に定義されているわけではない。名称については検討会の中でもかなり議論されたようだが、最終的には「総合診療専門医」に決定された。

正式に名称が統一され、家庭医が実践する医療についての共通認識が確立されたことは、家庭医療普及のための大きな一歩となる。しかし、今後「家庭医」という名称はどこまで通用するのか、いずれ消えてしまうのではないのか。その疑念は今回の取材の中でも常につきまとっていた。しかし、本書に登場する5人の医師たちは一様に「名称の違いは大きな問題ではない。名前はどうであれやっていることに変わりはない。なんと呼ぶかは利用者の方々が選んでくれればいい」と言う。名より実を重視する信念の強さを感じる言葉だった。

とはいえ、「家庭医」という言葉の持つ暖かみや親しみやすさは、崩壊しかかっている今の日本の医療システムの中で一筋の光を見せているように感じる。患者に寄り添い、コミュニティの一員として地域に溶け込む新しい医師像の象徴だ。昔ながらの「かかりつけ医」を超える広がりを持った名称として大事にしたいと個人的には思っている。本書の中でも、「家庭医」と呼んで差し支えのない部分ではできるだけ使っている。「家庭医」以外の名称も登場するが、あまり厳密な区別にはこだわらず話の流れの中で適宜使い分けているのでご容赦いただきたい。

3　家庭医とはどんな医師か

いくつもの顔を持つ家庭医

家庭医を一言で表すのは難しい。「総合的な能力を持つ医師」といっても内容は幅広く多彩だ。家庭医は医療の現場においていくつもの役割を持ち、状況によって使い分け、時には融合させて機能している。役割の配分や使い方、組み合せ方も人によって異なる。家庭医療のカバーする領域自体が非常に広範であるうえに、その中で活動する家庭医のスタンスや手法には無限のバリエーションが存在するのだ。家庭医療に関する専門書も家庭医療や家庭医の定義には多くの分量を割いている。より正確で詳細な具体像をつかむにはそれらの専門書を読むことをお勧めするが、ここで家庭医が持つ側面の代表的な部分をいくつか紹介する。

〔1〕家庭医はマルチプレイヤー

家庭医の特徴を表すときによく使われる言葉が「1人の患者の全身を診る」というもの。人は、人生の中でいろいろな病気にかかる。風邪や腹痛、頭痛、腰痛、湿疹、アレルギー、軽いケガ等々。多くの場合、患者はかかるべき診療科を自分で判断して病院へ行く。風邪なら内科、腰痛なら整形外科、花粉症は耳鼻科、視力が衰えたなと思ったら眼科という具合である。これだけでも4つの診療科で4人の医師にかかることになる。

家庭医は、1人の医師がこれらすべてを診る。一度の診察で4つ全部の診察や治療を行うことも可能だ。風邪や胃腸炎など日常的によくある病気や症状のことを「コモンディジーズ（Common Disease）」と呼ぶが、家庭医はコモンディジーズを得意とする専門医なのである。内科系・外科系はもちろん小児科や産婦人科までほぼすべての科にコモンディジーズがあり、家庭医は臓器や疾病の枠を越えてこれらに対応する。

さらに、患者本人だけでなく家族ぐるみで対応するのも特徴だ。ゼロ歳児からお年寄りまで年齢も性別も区別なく対象とし、母親と乳幼児が一緒に受診したり、祖父母と一緒に孫が通院するケースも珍しくない。

〈2〉家庭医はジェネラリスト

家庭医の特徴を表す二つ目のキーワードは「総合的に診る」という言葉。心臓外科医や循環器内科医などと呼ばれる医師を臓器別専門医というが、彼らは臓器や器官に特有の問題について高度な専門性を持つスペシャリストである。症例の少ない珍しい病気に関する知識や、難度の高い手術を行う技術を身につけ、自分の担当する臓器に関して「最高」の診療を行う。

これに対し家庭医はジェネラリストだ。患者の抱える健康問題を総合的にとらえ、患者やその家族、地域の状況に合わせた医療サービスを提供する。極端な場合、同じ病気を持つ2人の患者にまったく違う治療方法を提案することもある。臓器や病気だけを診るのではなく、本人の性格や考え方、家族の意向、家庭環境、今後の暮らし方など患者を取り巻くあらゆる状況を含めた上での「最良」を目指す。

〈3〉家庭医はコーディネーター

「地域性」や「協調性」も家庭医にとって重要な要素である。家庭医は在宅医療の中心的存在として機能することが期待されているが、そこには医師や看護師以外にもさまざまな職種が関わってくる。メディカルソーシャルワーカー、ケアマネージャー、理学療法士、歯科医、薬剤師などが連携してチーム医療を行う。このとき、チームリーダーとして全体をまとめるのが家庭医だ。チーム内のスタッフのみならず関係各所との折衝・交渉、提案、教育活動なども担うため、コミュニケーションやプレゼンテーションの能力は必須となる。

さらには、コミュニティや自治体などと協力して健康増進や病気の予防、福祉の向上などにも取り組む。診察室で患者が来るのを待つだけでなく自ら外へ出ていき、地域の健康問題に積極的に関わりを持つ。

〔4〕家庭医はパートナー

家庭医は、地域に根ざし、地域住民の「かかりつけ医」として長期的・継続的に地域医療に関わる。臓器別医療では通常、病気が治り患者が回復すれば診療は終了するが、家庭医は治療の完了によって関係が途絶えることはない。病気の時だけでなく普段から健康診断や健康相談などを通じて継続的に患者と関わり、生涯にわたってその関係は続く。本人は受診していなくても、家族が通院していれば家族を通じて様子を聞いたり、学校や地域で行う検診で顔を合わせたりすればさりげなく声をかけたりする。地域住民にとってはいつでも何でも診てくれる医者であり、顔を見れば「最近どう？」と声をかけてくれるような身近な存在、それが家庭医なのだ。

専門家が定義するものとは少し違うかもしれないが、本書を読むにあたっての基礎情報として最低限の要素を抽出してみた。ここで紹介したのは家庭医を表す側面の一部であるが、1人の医師がこれらすべてを兼ね備え、使い分けたり融合させたりしながら家庭医療を実践している。

次章からは、実際に家庭医として活躍している5人の医師が医学生時代の経験や現在の仕事、家庭医としてのアイデンティティなどについて語ったインタビューを紹介していく。いずれも高い志と意欲にあふれる熱い言葉の数々であり、なおかつ現状を冷静に把握し未来を見すえたクールな視点から語られている。家庭医療の第一線でアクティブに活躍している姿を想像しながら読み進んでいただければと思う。

第一章
家庭医療の先駆者
～ Interview Part 1 ～

海外で学び、日本で実践

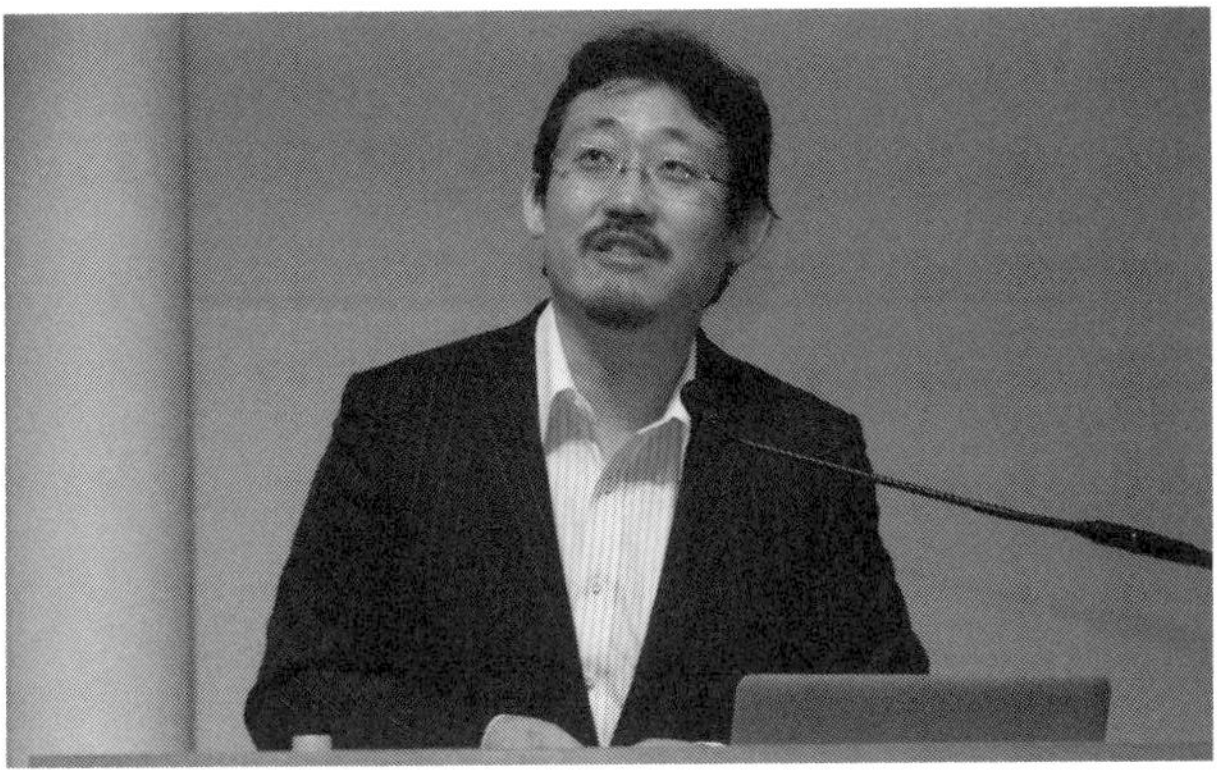

岡田 唯男 Tadao Okada

医療法人鉄蕉会　亀田ファミリークリニック館山　院長

1995年　神戸大学医学部卒業
1995年　在沖縄米国海軍病院
1996年　京都大学医学部付属病院 総合診療部
1997年　米国ピッツバーグ大学 メディカルセンター付属 シェイディサイド病院 家庭地域医療科
2002年　亀田メディカルセンター家庭医診療科部長代理として着任
2005年　同家庭医診療科部長に就任
2006年　亀田ファミリークリニック館山院長、医療法人鉄蕉会理事

1　家庭医療単科のサテライトクリニック

家庭医のみで運営するファミリークリニック

亀田ファミリークリニック館山（以下ＫＦＣＴ）は、鴨川市に本拠を置く医療法人鉄蕉会亀田メディカルセンター(1)の家庭医療単科サテライトクリニックとして２００６年に開設された。院長の岡田唯男医師は米国ピッツバーグ大学で家庭医療を学び、米国家庭医療学認定委員会認定専門医を取得した後、２００２年に亀田メディカルセンターの家庭医診療科部長代理として入職。２００５年４月から家庭医診療科部長を務め、２００６年のＫＦＣＴ設立と同時に院長に就任する。

鉄蕉会は１９９０年代からプライマリ・ケアに取り組んでいた先進的な医療法人で、私がアメリカから戻ってきた２００２年にはすでに家庭医診療科という科がありました。大学病院などでは総合診療科を設置しているところもありましたが、当時はまだ総合診療と家庭医療は別物であると考えられていた時期でした。

(1) 医療法人鉄蕉会 亀田メディカルセンター http://www.kameda.com/index.html

ＫＦＣＴの標榜科は内科、小児科、産婦人科、皮膚科、リハビリテーション科、歯科、歯科口腔外科、小児歯科、矯正歯科の９科。このほか健康スポーツ外来やフットケア外来などの特別外来もあり在宅医療も行っている。

診療を行う医師は歯科・健康スポーツ外来・フットケア外来以外はすべて家庭医です。いずれはスポーツ外来も家庭医が担当できるようにしたいと思っています。一般外来では部位別の振り分けをせず、来た順に受け付けていきます。初診と再診とで担当する医師が違う場合もありますが、電子カルテやカンファレンスを通じて情報共有しています。個人診療所などのかかりつけ医ではいつも同じ医師が担当しますが、ここではいつ来ても同じ医師に会えるとは限りません。しかし医師と患者の関係性は密に保たれている。そこが従来のかかりつけ医と家庭医の大きな違いのひとつです。

かかれば分かる家庭医のメリット

ＫＦＣＴでは患者に対して家庭医や家庭医療という言葉をあえて使わず、特に啓発もしなかった。オープン当初は「皮膚科の待合室はどこですか?」「産婦人科の先生は何曜日に来ますか?」などと聞いてくる患者もあったが、数ヶ月も経たないうちにそんな問い合わせは消えていった。

かかってもらえば分かると思っていました。多くの患者さんは、相談したいことや聞きたいことがあっても「専門が違うから相談しても対応してもらえないのではないか」「忙しそうにしているから遠慮したほうがいいかも」と思ってしまいます。そんな心理的ハードルを越えることを最初の目標にしていました。実際、何度か通ううちに「この先生なら聞いてくれるかもしれない、聞いてもよさそうな雰囲気だ」と思ってもらえるようになり第一段階はクリア。私たちも患者さんからの相談にはすべて応えるよう徹底しました。どこに球が飛んできても全部受け止め、きちんと投げ返す。そういうことを積み重ねていけば患者さんは感覚的に分かってきます。その体験が周囲にも伝わり、家族や知人・友人にも広がっていく。家庭医の名称を知らなくても、医師と患者の関わり方が今までと違うことは患者さん自身が一番感じていると思います。

2　学ぶ場を求めてアメリカへ

医学部6年の夏、運命的な出会い

岡田医師が医学部の学生だった頃は、まだ「家庭医療」という言葉も浸透していない1990年代。学生は卒業と同時に自分の専門を選び、大学の医局に所属するのが主流だった。しかし、岡田医師は周囲とは少し違う医師像を描いていた。

身内に医者がいれば、何の迷いもなくみんなと同じような道を選んでいたかもしれません。でも、自分は「何でも診る町のお医者さん」をイメージしていました。高学年になり、臨床実習でいろんな科を回ったことも大きかったですね。皮膚科、整形外科、小児科……どれも面白くひとつに決められなかったのです。

何でも診る医者になりたいと思っても大学の中にはお手本になるモデルがいない。自分がなりたい医師像を何と呼ぶのか名前すら知らない。レストランに入ったら、メニューに自分の食べたいものがなかった。でも、周りのみんなは特に疑問も持たずメニューの中から選んでいる、そんな感じでした。何も注文せずにレストランを出ることもできますが、何も食べずに店を出る（＝医局に所属しない）ということは医師としてのメインストリームから完全に外れてしまうことを意味していました。

転機を迎えたのは医学部6年の夏。医学生向けのセミナーに参加した岡田医師は、初めて家庭医療に出会う。講師を務めていたのは日本の家庭医療の草分け的存在ばかりだった。

衝撃を受けました。やりたいことは分かっていたのに、自分の中ではそれに名前がついていなかった。それで困っていたのですが、イメージはどんぴしゃり。自分がやりたいのはこれだと確信しました。

しかし、その時点で卒業まで半年しかなく、家庭医の研修を受けられる場所を調べる手段も時間もあまりに少なかった。インターネットも普及しておらず、現在のように情報が自由に手に入る時代ではありません。限られた情報の中から選択したのはアメリカで家庭医療の研修を受けることでした。

岡田医師は1997年に渡米し、米国で家庭医療学のレジデンシーを修了。さらに指導医になるための研修（フェローシップ）と公衆衛生大学院を並行して修了し、米国家庭医療学認定委員会認定専門医と公衆衛生学修士を取得した。

日本で家庭医の研修ができる体制をつくりたい

留学することは卒業前に決めていたのですが、実際に渡米するまでに2年の準備期間を必要としました。アメリカはヨーロッパなどに比べれば外国人にも門戸も開いている方ですが、それでも留学のために受けなければならない試験が多く、面接もハードルが高い。一番たくさん育てなきゃならないのに、一番なるのが難しいのはおかしいと思いました。だから、アメリカでは自分自身が資格認定を得るだけでなく指導医の育成や研修プログラムのノウハウもできるだけ吸収し、日本で家庭医を育てるための資源にしようと考えました。たかが家庭医になるためにアメリカまで行かなければならないのは自分で最後にしたかったのです。

アメリカで5年の留学期間を過ごしたのち2002年に帰国。亀田メディカルセンターに家庭医診療科部長代理として迎えられた。その頃は日本でもようやく家庭医療・総合診療が少しずつ広がり始めた時期で、2002年には日本家庭医療学会が設立されている(2)。

渡米前は、日本に帰ったら家庭医療の実践も普及も教育も一から始めなければならないだろうと思っていました。日本の家庭医療の状況を見ていても機が熟しているようには思えなかったし、私と同じようにアメリカで専門医を取得し先に帰国した先輩

(2) 1986年家庭医療学研究会として発足、2002年設立。2010年日本プライマリ・ケア連合学会に統合。

方も、いろいろ苦労しているようでした。アメリカでのキャリアも積んでいるし、そのままアメリカに残ることも考えていました。

それでも日本で家庭医を育てたいという思いは捨てきれず、就職活動を兼ねて帰国したのが2001年のことです。日本国内でも家庭医療を実践しているところがあると聞き、いくつかの病院へ見学に行きました。その中のひとつが亀田メディカルセンターです。行ってみると、外来のブースに「家庭医診療科」と掲げられていて、すでに家庭医療の後期研修医を採用し教育を行っているといいます。日本の家庭医療もここまで来ているのかと驚きました。畑を耕すところから始めなければならないと思っていたところが、すでに畑はあり種も植えられている。これ以上アメリカに留まっていたら逆に乗り遅れてしまうと思い帰国することにしました。

3　家庭医は何ができるのかを見せる

家庭医とは何かを自ら率先して示す

亀田メディカルセンターでは2000年から後期研修としての家庭医療研修プログラムを設置。当時初期研修医の指導のために招聘されていたアメリカ人家庭医の助けを借り、第一期生を1名受け入れた。その後、一年ごとにアメリカ人家庭医が交代しながらも研修医は増え、岡田医師が入職したときは4名の研修医が在籍していた。

アメリカ人家庭医たちは日本の医師免許を持っていないので、アドバイスや指導はできても診療をすることはできません。言葉の壁もあったし、アメリカのやり方がそのまま日本に通用するかどうかもわからない。研修医たちは不安を感じていました。そんな状況が背景にあり私のリクルートにつながったわけです。

臓器専門医の研修は一般に「ストレート研修」と呼ばれている。大学の医局に所属し、教授や先輩医師の指導を受けながら単一診療科の知識と技術を身につけていく(3)。これに対し家庭医療では可能な限り幅広い診療科を経験し、コモンディジーズ（一般的な病気）を中心とした臨床技術を学ぶ。

家庭医の研修はさまざまな科に数ヶ月ずつ研修医を引き受けてもらわなくてはなりません。受け入れる側もどこまで教えればいいのか、何が必要で何が必要ではないのかが明確ではない。ストレート研修ならばいずれ自分たちの仲間になる人たちなので、自分と同等のレベルになるまでじっくり育てていけばいいのですが、家庭医の場合はそうではありません。限られた期間のその科の中で、必要なことだけを教えていかなければならない。今では研修先の先生方も十分に理解してくれていますが、最初の頃は認識のズレもありました。

だからこそ自分が率先して診療している姿を見せることを意識しました。家庭医は子どもも診るので「小児の診療は私が指導します」と言っても、小児科の先生に「本当にできるの？」という顔をされる。疑っているというより家庭医がどこまでできるのか分からなかったのだと思いますが、どの診療科でも同じような反応でした。だから、ただ研修をお願いするだけじゃなく自分も一緒に行き同じ小児科のブースで小児科の先生と一緒に診療させてもらうんです。そうすると先生方も横で見て「あ、ちゃんとできるんだな」と分かってくれる。私自身が指導医として十分なスキルを持っていることを分かってもらって初めて「岡田先生が指導してもいいよ」となるのです。

(3) 厚生労働省「医師臨床研修制度の変遷」http://www.mhlw.go.jp/topics/bukyoku/isei/rinsyo/hensen/

最初はそのステップをきちんと踏まないとうまくいかないと思っていました。

看護師、事務スタッフの理解も重要

看護師や事務スタッフにも私たちのやろうとしていることを見せていく必要がありました。患者さんが最初にコンタクトしてくるのは病院の受付です。そこですぐ専門科に振り分けるのではなく、「家庭医の先生に診てもらうこともできますよ」と言ってもらわないといけない。そのためにも、家庭医とは何をする医師なのか、子どもからお年寄りまですべて診られることを認識してもらうことが重要でした。

研修医に対しても同様です。私が家庭医としてきちんとやれることを見せないと、教える側と教えられる側の信頼関係が築けません。家庭医の大原則は、自らが扱う疾患については、どの科でも専門医と肩を並べるぐらいの知識や技術を持っていること。まずはそこを周知していくことが日本に研修制度をつくるために必要だと考えました。

自ら率先して診療の現場に立ち、自分の仕事を周囲に見せていく。家庭医とはどのような医療を提供する医師なのかを示していく。そういうことを5年ほど続け、ようやく病院内にも患者さんにも家庭医療というものが浸透するようになってきました。

4　館山で実践される家庭医療

小児と在宅に重点を置くスタイル

ＫＦＣＴは大型スーパーの跡地に建てられており、駐車場も建物もスーパー時代のものを再利用している。広大な駐車場の奥に位置する建物は1階のワンフロアにクリニック、リハビリセンター、透析センター、歯科センターなどが、中央のパブリックコリドーを囲むように配置してある。クリニックには3つの待合室と15の診察室、処置室（成人用と小児用）、感染症専用の診察室、産婦人科・小児科専用の待合室と診察室などがあり、いずれもゆったりとしたスペースが確保されている。さらに病児・病後児のための保育室も併設されており小児施設の充実度が高い。

じつは２００６年にＫＦＣＴが開設されるまで、館山市では2年ほど小児科の専門医がいない時期がありました(4)。鴨川市は人口3万人、館山市は5万人。館山の方が人口は多いのに小児科がないのです。館山の子どもたちは、ちょっとしたことでも30

(4) 病院第67巻第10号別冊（医学書院）『Integrated Healthcare Networkにおける家庭医クリニックの貢献とこれからの課題』岡田唯男(２００８)

キロ以上離れた鴨川市の亀田メディカルセンターか君津市の君津中央病院まで行かなければなりませんでした。ですから開設当初から南房・安房地区における小児医療の拠点として期待されていました。家庭医のクリニックや研修施設はどの地域でも近隣に小児科医が開業している場合が多く、小児の比率はそれほど高くないのが一般的ですが、うちは4割が子どもです。

また、在宅医療にも力を入れています。千葉県は、人口10万人あたりの在宅療養支援病院数と診療所数がいずれも全国平均を下回っています(5)。その中でKFCTが担う役割は非常に大きく、月に1～2回の定期的な訪問のほか、24時間365日の電話対応・臨時往診、がん及び非がんのターミナルケアなどを行っています。また、亀田総合病院グループ系事業所として、訪問看護・訪問介護を専門に担当する亀田訪問介護ステーション館山、亀田ホームケアサービス館山を併設。カバーしているエリアは館山市のほぼ全域と南房総市の一部にわたります。

家庭医療は医療過疎地の診療所で行われるものと思われがちだが、KFCTは都市型でしかも規模が大きい。20人以上の医師を擁し、人口5万人の約5分の1をカバー。しかも小児科の比率が4割と高く、在宅看取り率（在宅医療を契約している患者に対する在宅看取りの割合）が常に50～60%を維持(6)しているのも特筆すべき点だ。

(5) 病院数は全国平均0.41に対し0.26、診療所数は全国平均10.1に対し4.2 平成23年度（保険局医療課データ平成23年度より）

(6) 前述(4)

家庭医は地域を診るものです。館山は小児と在宅医療が最もニーズの高いジャンルなのでそこに重点を置いています。館山で小児と在宅をここまでカバーしているのはＫＦＣＴだけです。

他の地域へ行けば違うニーズがあり、それに応じた家庭医療が行われているでしょう。「家庭医とは何か」が説明しにくいのは、地域のニーズに合わせた多種多様なスタイルが存在するからなのです。

女性と妊婦のケアこそ家庭医が取り組むべき

岡田医師は、鉄蕉会へ入職する際にどうしても譲れないこだわりがあった。それは、女性のケアを行うウイメンズヘルスと、妊婦を診るマタニティーケアである。ＫＦＣＴの産婦人科では産前ファミリー外来（妊婦検診）、産後ファミリー外来、乳児検診、母乳外来、思春期外来、発達支援外来など、母子もしくは家族で受診できるサービスを幅広く提供。内診台を備えた女性の診察室や、小児に優しい待合室を整えているのはファミリークリニックの中でも数少ない。

２０００年頃までの家庭医療の分野では、不文律のように「産婦人科には手を出さない」という考え方がありました。産婦人科の専門医たちが家庭医との共存に否定的であるとか、患者の側も産婦人科専門医を求める意識が強いとか、さまざまな理由が言われていましたが、私としては「何でも診る」のが原則の家庭医なのだから、産婦人科もカバーすべきだと感じていました。アメリカで女性や妊婦のケアも体験していたので、日本でも継続して診療に携わっていきたいという思いもありました。

日本では長年、女性や妊婦のケアは産婦人科が担ってきました。しかし、未婚の女性にとって産婦人科はやや敷居が高い。その点、かかりつけの家庭医がいれば10～20代の女性も相談しやすいのではないでしょうか。

思春期を迎え、心と体に変化が訪れる年代の女性がいきなり産婦人科デビューしなくてすむのは、本人のメンタルケアのみならず、地域ぐるみの予防教育にも大きく貢献するだろう。

統合ヘルスケアネットワーク

鉄蕉会は鴨川市にある亀田総合病院を中核としたクリニック、リハビリテーション病院、検診センターなどの多様な医療サービス施設を展開する医療法人。34の診療科を持ち、千葉県安房エリアから東京や神奈川にも拠点を広げ、大学病院を除く私立病院としては最大規模を誇る。

大規模な医療法人が総合病院から診療所までをトータルに展開することを「インテグレーテッド・ヘルスケア・ネットワーク（Integrated Healthcare Network：ＩＨＮ）」

といいます。アメリカで注目を浴びている仕組みで、定義・形態にはまだ多様性がありますが、「人口数百万の広域医療圏において急性期ケア病院、診療所、リハビリ施設、介護施設、在宅ケア事業所、地域医療保険会社など地域住民が必要とする多様な医療介護サービスをシームレスに提供するために必要な機能を網羅的に有する総合医療事業体」とあり、外来、救急から入院、回復期、慢性期入居、在宅までをよどみなく提供するためには、臓器疾患専門医だけではIHNは成立しません(7)。

KFCTは、外来プライマリ・ケア、訪問診療、訪問看護、歯科、リハビリ、透析など頻繁に使うサービスを鴨川から館山に出した形で開設したもので、二次・三次医療を担う総合病院が同じグループ内にあることは大きなメリットです。また、亀田メディカルセンターのさまざまな科で研修医のローテートができることも家庭医の育成にとって非常に有効です。

5　家庭医が選択肢のひとつとして定着すること

(7) 前述(4)

理論的な裏付けのある「患者中心」

アメリカで5年、館山で10年家庭医療の実践と教育に取り組み続けてきた岡田医師は、日本に19番目の専門医として総合診療専門医が誕生することについてどう受け止めているのだろうか。

専門医として認められたことで総合診療専門医の資格を取りたいと考える医師は増えると思います。ただ、診療所や病院を経営するうえでは利益効率の悪い分野でもあります。家庭医は患者中心の診療を行うようトレーニングされているので、余計な検査はしないし余計な薬も出しません。これは現在の診療報酬制度のもとでは利益が出ないやり方なのです。しかし、基本的には患者さんに優しい医療を提供しているので、そこはアイデンティティとして持っていてほしいですね。

現在、サービス業などで一般的に使われている顧客第一という考え方は、何を「第一」とするかが人それぞれ違います。非常に漠然とした概念である場合が多いのです。家庭医療における患者中心の概念は研究に基づいた方法論があり、どのようなプロセスを経て「患者中心性」が達成されるかを明らかにしています。「自分なりの患者中心」というやり方とは明確に区別されています。これから家庭医療学を目指す人たちにも、そのような理論的裏付けをしっかり学んでほしいと思います。

家庭医療は関係性の医療

序章でも書いたように、「家庭医とは何か」を説明するのは非常に難しい。特徴をもれなく説明しようとすると、文章は長くなる一方である。「家庭医の数だけ家庭医療がある」とさえ言われており、一言にまとめようとすると漠然としたイメージになってしまう。この問題に対し、岡田医師は「関係性」という表現を使った。

人間関係は付き合いが長くなってくると言葉を必要としない部分が多くなります。非言語コミュニケーションといって顔色や表情、仕草などを見て情報を得ることが多いのです。その感覚を第三者に言葉で説明するのは難しいですね。言葉にした時点で消えてしまうような感覚的なものですから。

私は家庭医のよさは「行きつけの美容院や散髪屋のようなもの」と言っています。一度気に入ればなかなか変えないし、黙って座ればいつも通りにやってくれる。自分のことをよく知ってくれているという安心感でしょうか。

家庭医療において医師と患者がどのような関係を築いているかを知るには、体験することが一番です。患者さんには「お試しで一度かかってみてほしい」、医学生には「一度現場を見に行ってほしい」と言っています。

その反面、「二重の関係」と呼ばれるものがある。医師と患者以外のもう一つの関係である。例えば、顔なじみの医師と患者が近所のスーパーでばったり出会ったり、子どもが学校で同じクラスだったり、親同士が友だちだったりするような場合だ。顔なじみだからこそ円滑に運べる面もあるが、「馴れ合い」の関係に陥りやすい面もある。

病院内で患者から物品を手渡されたり、馴染みの患者さんに限って待ち時間が長くなってしまい気まずい雰囲気になるなど、診療以外の面で神経を使うことがけっこうあります。人間を相手にしているからこそ、面倒くささや複雑さが表に出やすい分野なのです。しかしそこが家庭医の基本でもあるので、二重の関係を排除しようとするのではなく、そういう影響があることを自覚しておくことが大事ですね。家庭医の研修では医師患者関係についてはきちんとトレーニングするので、問題になるようなことはほとんどありません。

理想は家庭医がたくさんいること

岡田医師は、家庭医は一番多く存在するべきタイプの医師であり、日本で家庭医が選択肢のひとつとして普及するのが望ましいと考えている。

日本全国どこでも家庭医にかかれる選択肢が与えられることが重要です。今までは、あることすら知らないから選びようもない状態でした。大学病院や専門病院もあるけど家庭医も選べる、しかも自宅の近所にあっていつでも通える。そういうレベルにまで持っていかなければならないと思います。

では、家庭医を増やすために今取り組むべきことは何か？　現場の話で言うと、研修医をできるだけたくさん受け入れることです。ＫＦＣＴは比較的規模が大きいのですが、それでも希望者全員を受け入れることはできません。今のところ1学年４人が最大です。患者も数が限られているので、研修医の数が増えると一人が扱う症例数が少なくなってしまい、全員の研修の質が落ちます。なるべく工夫して一人でも多く受け入れられるようにしていますが、そこが一番歯がゆいところですね。きちんと研修を受けられる場所を増やしていくことが急務だと思います。

しかし、家庭医の育成は一朝一夕にできるものではない。性急に数を増やせば質の低下を招くことになり、未熟な家庭医が量産されてしまう可能性もある。

評判の悪い家庭医が出てしまうと全体の評判も落ちてしまいます。質の良い人材を確実に輩出するためには指導する立場がしっかりコントロールしなければならないと思っています。そこが我々の頑張りどころですね。

人に関わる面白さを感じられれば一生飽きない

医者に限らずどんな仕事でも、とりあえずこれができるから続けている、あるいは稼ぐための仕事と割り切ってやっている人はいます。また、お金にはならないけどどうしても譲れないライフワークがあるから、それを続けるための食い扶持の確保のために医者をやっている人もいるでしょう。それらを否定するわけではありませんが、研修医には「家庭医はそういう気持ちではできない仕事だよ」と話しています。家庭医は患者の人生や生活面にも深く入り込まなくては成り立たない。そこが他の臓器別専門医と大きく異なる点です。

だからこそ、家庭医は一生飽きない仕事です。何よりも扱う病気や訴えの数が圧倒的に多い。それぞれの分野の半分を占める病気が何種類あるかという研究(8)では、眼科の場合は白内障と緑内障の2種類で7割強を占めています。家庭医の場合は14種類で5割ちょっと。扱う範囲が多いのです。風邪や腹痛から、内科、整形外科、皮膚科、眼科などいろいろな病気を扱うし、同じ疾患であっても患者さんの抱える家庭事情や日常生活の問題も多種多様なので対応の仕方も違ってくる。おそらく一生退屈することはないでしょうね。人間関係の面では面倒くさくてデリケートな部分もありますが、人に興味があり、人に関わることに面白さを感じられるならば、一生飽きずに続けられる仕事だと思います。

(8)
The Generalist Role of Specialty Physicians: Is There a Hidden System of Primary Care?
Roger A. Rosenblatt; L. Gary Hart; Laura-Mae Baldwin; et al.　JAMA. 1998;279(17):1364-1370

日本で模索し、海外で振り返る

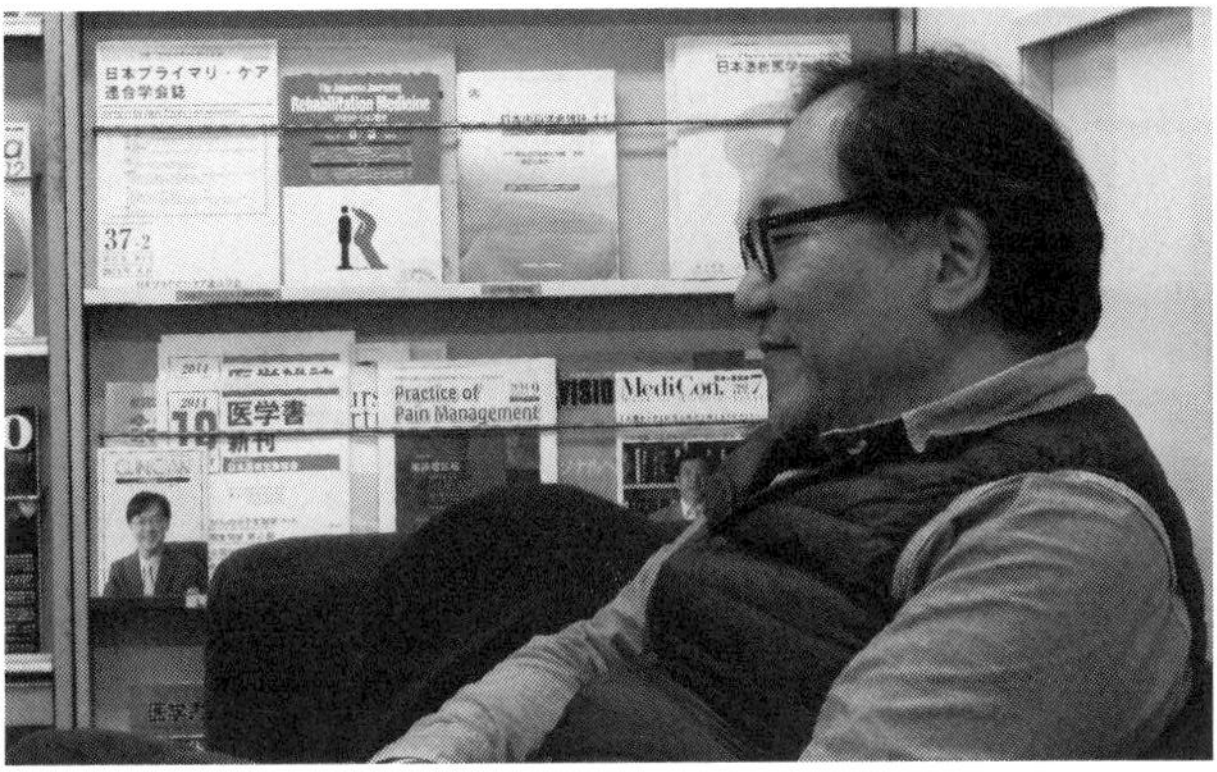

藤沼 康樹 Yasuki Fujinuma

日本医療福祉生活協同組合連合会　家庭医療学開発センター　センター長

1983年　新潟大学医学部卒、東京民医連王子生協病院にて研修
1988年　都立老人医療センター血液科
1990年　王子生協病院副院長
1992年　東京ほくと医療生協浮間診療所所長
2001年　北部東京家庭医療学センター センター長
2005年　日本医療福祉生活協同組合連合会家庭医療学開発センター センター長

1 手探りで始めたプライマリ・ケア

異色のキャリアを持つ先駆者

僕のキャリアは同世代の医者とはかなり違うと思う。

開口一番、藤沼康樹医師はそう言った。東京都北区にある王子生協病院(1)の事務所のソファに身を預け、途切れることなく次々と言葉をつむぐ。今回取材した中で最もキャリアが長く、家庭医療の黎明期から現在まで常に第一線で教育と実践に携わってきたベテランだ。藤沼医師は1956年、東京都板橋区生まれ。医の道を志すというよりは、研究者に憧れ新潟大学医学部に進学、1983年に卒業した。

現在家庭医療の第一線で活躍している人たちより一世代上なので、医学部時代はずいぶん昔のことになります。新潟大学は伝統校で、医学部の教育内容も比較的専門寄り。プライマリ・ケアという言葉も耳にすることはありませんでした。僕自身、学生

(1) 東京ほくと医療生活協同組合王子生協病院 http://www.t-hokuto.coop/oujiseikyo-hp/

時代はほとんど関心がなく、そういう分野があることも知らなかった。ごく当たり前に「どの科を選ぼうかな」という感じでした。

特に憧れの先輩やお手本にしたいモデルもありませんでした。大学の医局の教授たちはみんな研究者に見えたし、臨床をやりたいという明確な目標が自分にあるわけでもない。そもそも医療の現場で実際に患者と向き合う医師のイメージというものを持てませんでした。正直、何をやっていいか分からなかった。それで、たまたま卒業の前年に実習させてもらった王子生協病院の臨床研修に行ったのです。

王子生協病院でプライマリ・ケアを模索

王子生協病院で指導を受けたのは伊藤淑子医師(2)。東京大学医学部出身の女性医師として医療の最前線に立ち続け、患者の立場に立った医療を一貫して追及してきた地域医療のパイオニアである。

伊藤淑子先生は１９７０年代、大学紛争で相当荒れていた時代に東大医学部を卒業されている。当時はロックアウトで卒業した人は医局に入れなかった時代。だからその世代の医者はみんな一度在野を経験しているのです。教えるのが好きだったこともあって「患者さんの全身をちゃんと診察しなさい」とか「患者さんの訴えを聞きなさい」など大学ではまったく教わらなかった臨床の在り方を教わりました。そういう点

(2) 伊藤淑子　いとうよしこ　１９４４年生まれ。東京大学医学部卒。長年研修指導医として後進の育成に尽力。北病院、東葛病院、勤医会3病院で院長・副院長を歴任。

で「あ、医者とはこういうものか」という発見がありました。伊藤先生との出会いは非常に大きいですね。それがなかったら今頃は大学で研究者になっていたかもしれない。現代のようにネットで情報が得られる時代でもなかったので、偶然の出会いは非常に衝撃的でした。

王子生協病院で臨床の現場を垣間見た藤沼医師は、伊藤医師の姿に感銘を受け、自分の目指す医師と重ね合わせる。しかし、まだ地域医療やプライマリ・ケアの概念が自分の中にしっかり根付いていたわけではなかった。

当時は内科という枠組みしかなく、しかも内科というだけでも通じない。内科の中でも消化器や循環器など細分化された専門があるのです。単なる内科というくくりは存在しない。そんな空気があったので、自分も何か専門を持った方がいいのかなと思い、東京都立老人医療センター（現・地方独立行政法人　東京都健康長寿医療センター）で血液の病気について学ぶことにしました。

2　家庭医療は教育・研究の対象となる専門分野

家庭医療と専門医療との間で

王子生協病院では今で言うところのプライマリ・ケアをやっていたので、いろいろな病気をまんべんなく診ます。しかし血液内科の仕事は、対象となる病気は主として5種類ぐらい。白血病、リンパ腫、骨髄腫、MDS（骨髄異形成症候群）、貧血、これくらいです。しかも高齢者の血液疾患の最終医療機関になっているから、ここから他の専門医療機関へ送る必要がない。すべてここで診ていく。非常にシンプルで面白かったし、心理的にも楽でした。

でも、都立老人医療センターへは派遣の形で出向していたため、週に1回、王子生協病院へ戻って外来を診るんです。そうすると、以前は患者一人ひとりをじっくり診ていたのに、だんだん血液の病気の人に関心が向かうようになりました。で、見つけると「あ、いた」という感じで老人医療センターに紹介して自分で診るわけです。そういうやり方ももちろん医者の仕事ではあるけれど、自分的にはなにか違うな、という思いがどこかにありました。伊藤先生に教わったことと違うんじゃないかと思い始めたのです。

100人の患者のうち血液の専門医が診るべきはせいぜい3人程度。そういう病気をピックアップすることが本当に地域医療といえるのか。血液内科では専門医療に専念し、王子生協病院ではプライマリ・ケアの現場を再確認する。藤沼医師の心は大きく揺れ動いた。そんな状態が1年ほど続いた頃、転機は訪れた。

研究室の片隅に置かれていた外国の雑誌

都立老人医療センターには研究所や充実した図書室も併設されていて、専門書や海外の雑誌などの資料が豊富に揃っていました。地域の病院ではそういうものをほとんど目にすることはなかったので、そこで始めて外国の専門雑誌を読む習慣がついたのです。そんなある日、たまたまアメリカの家庭医療の雑誌とGP（総合内科）の雑誌があったのでなんとなく手にとって読んでみたところ、ものすごい衝撃を受けました。

王子生協病院で、理論や手法も分からずグチャグチャした感じでやっていたプライマリ・ケアが、外国では教育も研究もされている。ひとつの独立した部門として認められている。それが大きな衝撃でした。

それまで僕は、一人の医師がジェネラルにやるのは、人材が足りないからそうならざるを得ないのだと考えていました。すべての専門科が揃っていれば、それだけ質の高い医療ができるはず。地域の病院ではそれだけの人的資源が確保できないから一人の医師が兼任するしかないと思っていたのです。ところが、海外ではジェネラルであることに本質があると言っている。自分の中で何かが大きく変わったのを感じました。

3　独学するしかなかった家庭医療

海外の書籍に求めた知識とノウハウ

漠然とイメージしていた家庭医療のお手本を海外の雑誌に見出した藤沼医師。王子生協病院に戻り副院長の地位に就いたのを機に、独学で家庭医療を学び始める。

海外の雑誌に書かれているようなことを王子生協病院でやりたいのだということは分かったのですが、何をどうやればいいのかは見当もつきませんでした。いろいろな本を参考にしながら独学で学び、研修医にそれらしいことを教えたりしながら試行錯誤していました。

地域病院の弱点は最新の情報を入手しづらいこと。まだネットもない時代ですからね。文献も大学に行かないと見られないし、取り寄せもできない。情報格差を痛感しました。それでもなんとか情報を得ようと書店から高い洋書を取り寄せ、読みながら患者さんを診たり、勉強しながら実践で試すようなことを続けていました。

新設の診療所で実践を重ねる

それから2年ほど経った1993年、藤沼医師は同じ医療生協の医療機関として東京都北区に新設された生協浮間診療所(3)の所長に就任した。

ここでの経験は非常に大きかったですね。当時は、診療所に行くと医師としての成長が止まると言われていました。専門性を高めることができず、情報も入りにくくなるから。でも、僕は別の展開があると感じていました。まさにプライマリ・ケアの本質を体験することができるだろうと期待したのです。

(3) 東京ほくと医療生活協同組合生協浮間診療所 http://www.t-hokuto.coop/ukima/

新しい診療所だから患者さんのほとんどが初めて会う人です。生活や人柄を知るところから始め、何が問題なのかを丁寧に探っていくことができました。開設当初は患者数も少ないので一人ひとりにじっくり時間をかけられ、生じた疑問を外国の雑誌や専門書で調べ、学んだことを患者さんにフィードバックしていく。家庭医療の本に書いてあることがすべて現場に当てはまっていく感じはすごく響いてきました。自分のやっていることが家庭医療そのものだと思いましたね。

自分のやっていることを確認するためイギリスへ

乾いた砂が水を吸うように知識を習得していった藤沼医師だが、本の中の世界を実際に体験してみたいという思いが次第に強まるのを感じていた。

外国の書籍や雑誌を読んで勉強しても、実際に現場を見ているわけではありません。空想の世界というか、本当にこういうことをやっている人たちがいるのかどうか、とにかく一度現場を見てみたかった。そこで、イギリスの大学の家庭医療の教員に手紙を書きました。電子メールではなく、英語で書いたエアメールです。「私は日本で地域医療をやっている医師ですが……」という感じで。何人かの先生に出したのですが、その中の一人が丁寧な返事と資料を送ってくれたのです。ロンドンのメディカルスクールでGP（家庭医療）部門の教授をしていたジョージ・フリーマン(4)という先生です。1か月に1度くらいのペースで2年ほど文通しました。そのうちフリーマン先生が「一度見に来ないか」と言ってくれたので、これはもう行くしかないと思いました。

家庭医療の本場イギリスでGPの仕事ぶりを間近に見学することができるというのは願ってもないチャンス。1997年、藤沼医師は2週間の休みを取って単身イギリスへ渡る。

英会話なんかできなかったし、ロンドンの空港に降りてタクシーの止め方も分からない状態。でも、行ってみたら先生に「2週間分のプログラム作っておいたぞ」と言われて、しっかりスケジュールが組まれていました。

イギリスの大学の家庭医部門というのは大学職員が3～4人しかいなくて、後は全員現場のGP（General Practitioner：総合診療医）がFD（ファカルティ・ディベロップメント）(5)に参加して教育等について学び、パートタイムの教員となっています。協力しているGPが250人以上いて、医学教育の中心的な場所として診療所が使われているのです。しかも、ロンドンは同じ市内でも貧富の格差が大きく、地区によって住民の生活レベルも地域性も多岐にわたります。フリーマン先生に紹介してもらったGPに付いていって貧困層から富裕層がいるところまでさまざまな診療所を見学さ

(4) George Freeman
現在、Emeritus Professor of general practiceImperial College London.

(5) ファカルティ・ディベロプメント（Faculty Development、FD）
大学教員の教育能力を高めるための実践的方法。

せてもらいました。

ＧＰの現場を体験するだけでなく、数多くのＧＰが高い意識を持って精力的に活動している姿も大きな刺激となった。ロンドンのＧＰたちは決して医療界のマイノリティではないのだ。

自分と同じ考え方の医者がたくさんいて、患者の見方も似ているし、発想自体が本の中で学んだこととまったく同じ。自分と同じことをやっている人たちが実際にいる。自分が日本でやっていることは間違っていなかった。そんな確信を得ることができました。

You should make a club

もうひとつロンドンで得たことは、向こうでお世話になった医師からの言葉。日本における現在の自分の立場が数十年前のイギリスと同じだったというのです。イギリスでもかつては地域の医者が学生を教えたり研修医を教えたりするのは倫理に反するとまでと言われていたそうです。地域の医者はセカンドレイト・ドクター、いわゆる二流の医者と見なされていたのです。でも、それは違うと立ち上がった先鋭的な若いＧＰたちがいて、そういう人たちが自主的に教育を始めた。それが今の自分たちだというのです。その人から「You should make a club（仲間を作れ）」と励まされました。帰国して、周囲を見るようにしてみると、確かに国内にも同じ考えで頑張っている人たちがいるんです。例えば地域医療振興会の山田隆司先生(6)などです。そういう方たちとコンタクトを取ったり、学会に顔を出すようになり人脈が広がりました。

その後も何回かイギリスに行きました。留学というわけではなく、向こうで仲良くなったGPのもとを訪れて見学させてもらったり情報交換したり。自分が日本でやっていることが正しいのか間違っているのかを確認するためです。いわゆる「振り返り」というやつをイギリスでやっていたようなものです。

4　医療システムを構築するアーキテクト

ヘルスケアシステムから考える地域医療

冒頭で自ら「異色のキャリア」と述べたように、藤沼医師の視点は他の家庭医とは少し違う。「地域に

(6) 山田隆司《やまだりゅうじ》　公益社団法人地域医療振興会地域医療研究所所長。1980年自治医科大学卒。日本プライマリ・ケア学会常任理事、日本家庭医療学会代表理事。

貢献したい」「医療過疎をなくしたい」「町のお医者さんになりたい」といった医師としてのアイデンティティよりは、今まで日本の医療界になかった新しい領域を確立したいという知的好奇心の方が勝っているように見える。

僕は小さい頃から医者になりたかったわけではないし、対人援助の傾向はあまり強くない方だと思います。面白くて、わくわくする方に惹かれますね。家庭医療はいろいろな分野の学問が越境的に結びついている。たとえば人類学、社会学、生物医学、文学や倫理まで多種多様な領域がからんでいる。イギリスでは家庭医療の教室に人類学者が普通にいたりします。患者さんはどういう人なのか、そもそも患者とはどういう存在なのかを研究しているんです。そこが重要であり、面白さだと思います。だから、向き不向きでいうと僕は臨床家としての家庭医には、もしかしたら向いていないかもしれない。でも、そういうスタンスもあっていいと思います。僕は家庭医を目指す若い人たちにもそういうことを教えたい。理論的な裏付けや、それに基づいた専門的な知識や技術を伝えていく。どちらかというとイノベーター系です。

家庭医を目指す若い医師たちは人助けや社会貢献を理想に掲げる人が多いが、藤沼医師のように少し離れた立ち位置から見てみるとまた違った世界が見えてくる。日本におけるプライマリ・ケアをいかに底上げするか、今ある人的資源をどう活かすか、どのような人材を育成すべきかという点でも俯瞰的で僕はヘルスケアから考えるのが一番いいと考えています。医療システムや福祉介護も含めて。いろいろ検討した結果、自分の中で確信しているのは「プライマリ・ケア・ドリブン」、つまりプライマリ・ケアを核としたヘルスケアシステムです。人口の問題など今後の社会情勢を考慮したとき、最も持続発展の可能性があるシステムだと思います。

プライマリ・ケアというのは、おそらく医師の数の問題ではないと思います。医者は絶対的に必要な存在ではない。僕の考えでは、看護師や保健師が中心となって進めていけるはずです。看護師や保健師などの権限をもっと拡大して、裁量権のあるヘルスプロフェッショナルとして体制を築き上げていくことが重要だと考えています。

孤高の医師から部分的な権限委譲へ

地域医療として考えると、医師は病院中心ではなく、もっと地域に出ていく必要があると思います。実際に地域に出始めている医師もいます。地域医療の場においては医療需要度の高い往診や緩和ケア、在宅などの場面に医師を集中させるべきあり、予防や教育は本来は看護分野の仕事だと思っています。

医者は、古くから「孤高の医師」なんです。一人で患者すべての責任を負う。看護師やその他のスタッフは医師の指示のもとに動く。おそらく日本のモデルはすべてそういうスタイルです。でも、そのやり方は長く続かない。新しい協業モデルが必要です。チームの中で医師の役割をちゃんと考えられるような人材が重要になってくるでしょう。

医師と看護師・保健師などが役割分担・権限分担して、多様なニーズに対してきちんと対応していく。それが持続発展可能なプライマリ・ケアシステムだと考えます。そういう場面で柔軟に動けるのはやはり家庭医しかいない。家庭医はそもそもそういうトレーニングを受けているのですから。特に連携と協働。患者中心の考え方を軸にした医師。そういう家庭医を育てていきたいと考えています。

近年は「チーム医療」や「専門多職種連携」といった考え方が広がりつつあるが、地域性や医療資源の状況によりその在り方は変わる。チームの中核となる医師がどのような意識を持ってマネジメントするかが重要となるが、そのための専門的なトレーニングを受けている医師はまだ少ない。

看護、介護、各種セラピストなどは高い専門性と独立した領域を持つ職種です。医師が一人で全体を見て仕切るのではなく、各自の専門性を持ち寄り、患者にとって一番いい道はどれかを考える。時には医師以外のスタッフがリーダーシップを発揮すべき場面もあるでしょう。医師としてそういうチームワークが築けるかということです。

もちろん現在の法律では医師が責任を持つことになっていますから、医師にしかできないことの方が多い。でも、法律は維持したままでも権限の一部を委譲することは可能だと思います。最終的な判断を医師も参加するチーム全体で下せばよいわけで、情報の把握やそこから考えられる手法の提案は医師以外でもできるはずだと考えています。今すぐには難しいことかもしれませんが、将来的にはそういう方向に持っていくべきでしょう。

ヘルスケアシステムのアーキテクト

これからの家庭医には2つの役割があると思っています。ひとつは継続性の維持。住民と同じ地域に暮らし生活圏を共有する。その地域に根を下ろしたインフラのような存在です。地域住民から見れば、自分たちの日常をよく知る医者が近所にいてくれれば安心して暮らせるでしょう。

もうひとつは「ヘルスケア・アーキテクト」。いろいろなシステムの構築をする人です。家庭医は医療のあらゆる面を見ています。ゼロ歳から100歳以上まで、健康な人も病人も終末期の人も、診療所のフローからチーム医療の組み立て、自治体・国の医療政策まで。家庭医はそういう発想ができる人です。

いろいろなことに興味がある人は家庭医に向いていると思います。臓器別専門ではひとつの分野を追究することが求められるので理系的な思考が必要とされますが、家庭医はむしろ文系的。幅広い領域の知識やノウハウを持ち、自分の能力を多様な場面で活かし、さまざまな分野のプロフェッショナルと協業することに面白さを感じる人はアーキテクトになるべきだと思います。

5　家庭医療学開発センターの取り組み

教育にはお金がかかる

藤沼医師は現在、日本医療福祉生活協同組合連合会家庭医療学開発センター（以下ＣＦＭＤ）のセンター長を務めている。ＣＦＭＤは、①日本プライマリ・ケア連合学会認定家庭医療後期研修プログラムの運営、②フェローシッププログラムの運営、③家庭医療学の研究、④家庭医療の実践を行う診療所の開発を行っているが、特に家庭医の実践を行う診療所の開発には独自の手法が取り入れられている。

最初は自分の所属する法人内に教育専門の部門をつくりたかったのですが、人を教えたり医療の質を追究することは、それ自体すぐにお金を生むわけではない。教育にはコストがかかるんです。ひとつの医療機関が同時にそういうことをやるのは採算が合わず継続が難しい。そこで、いろいろなところから少しずつお金を集めてできないかと考えたのが家庭医療学開発センターのコンセプトです。イギリスでの経験が土台にあり、病院ではなく診療所ベースの研究教育システムをつくりたかった。グループとして人を育てたり、医療活動の質を上げたり、そこからエビデンスを発信するような構図を築きたかったのです。普通、そういうことをやるのは大規模な医療法人か大学しかないと思いがちですが、診療所が集まればできるという確信がありました。

各診療所は、ひとつの医療法人の場合もあれば、大きな病院や法人の中の一部の場合もあるので、人事権の問題など組織運営の難しさもあります。それでも診療所がグループを形成することでウイン・ウインの関係になれるシステムができると確信していたので、いろいろな診療所を回って説得しました。

10年で8カ所の診療所をグループ化

ＣＦＭＤの趣旨に最初に賛同したのは3つの診療所の所長でした。開業医と違い、経営や労務を自分でやる必要がないベテラン所長などは比較的時間に余裕があるし、後進を育てたいという意欲もある。もちろん彼らは家庭医としての教育を受けている人ではありませんが、とにかく研修場所を確保できれば後は卒業生たちが引き継いでくれると考えました。現在のところ、10年かけて8カ所の診療所の所長を全部CFMDのプログラム卒業生で固めました。今は指導医の全員が家庭医療専門医です。

10年前は家庭医で開業するケースはほとんどなかったが、今は少しずつ出てきている。新規開業ではなくても診療所の所長に家庭医が配置されるケースは徐々に増えている。さらに家庭医が増えれば診療所ベースの教育システムはもっと充実するのではないだろうか。

核となるのは診療所で1年間継続的に研修を行うこと。これまでさまざまな失敗がありましたが、一番の教訓は、なんとなく病院をローテーションさせてしまうのはダメだ、ということです。内科に6カ月いると、内科の専門医に心変わりする人も出てくる。半年も一緒に働くのですから職場の一員として認められたいと思うのも仕方ないことです。ですから私たちは「ワンデイバック」といって、週に1日は診療所に戻ってくるようにしています。診療所で外来や在宅を診ることで自分の軸足がどこにあるかを再確認する。このシステムを採用してからは途中で路線変更する研修医は減りました。

こうしたプログラムが確立するまでには、さまざまな試行錯誤や紆余曲折があったが、現在ではシステムがある程度固まってきている。さらに、このシステムを活用して自分たちの地域でもやりたいという声もあり、現在は東京以外にも東海、近畿、東北などに拠点を増やしている。

6　これからの家庭医療とは

病院内診療所をつくりたい

ＣＦＭＤはかなり上手くいったシステムですが、ちょっと逆説的な言い方になりますけど、このやり方はメジャーにはならないと思います。日本中の診療所がすべてこのシステムに乗ることはないでしょう。なぜなら、日本では病院の重要性が依然として高いからです。日本の場合、プライマリ・ケアの40～50％を担っているのは病院の外来です。具合の悪い人が最初に行くところは病院。かかりつけの診療所がない限りまずは病院へ行きます。世界的に見ても非常に特異な受療行動パターンです。しかし、現状では病院の外来にプライマリ・ケアを支える体制が整っていない。家庭医のように患者一人ひとりに対しさまざまな角度からアプローチし、全身を診ることのできる部門は少なく、よろず相談できるところがないんです。内科の一部に組み込まれている総合内科や総合診療科でもまだ足りない部分があると思います。

僕がこれからつくりたいのは「病院内診療所」とでも言うべき部門。病院内で家庭医療を提供する部門です。

今回取材した中では、第2章に登場する臺野巧医師の務める北海道勤医協中央病院（第2章参照）の総合診療センターがそれに近い。しかし、藤沼医師の言う病院内家庭医はより「かかりつけ」に近いニュアンスを持っている。

5年ぶりでもかかりつけ

家庭医療の基本は継続性です。患者の側からすれば何かあったとき最初に頭に浮かぶ場所。慢性疾患で長期的に通うという意味ではありません。5年間かかっていなくてもかかりつけです。例えば乳児検診からずっと診ている子がいて、5歳ぐらいまではしょっちゅう風邪で通院して、小学生になるとたまに怪我で来る程度になって、中学になると検診だけになり、高校3年には大学受験するから診断書を書いてほしい、という具合。もちろんカルテはずっと保管されている。それが継続性です。ゼロ歳から100歳以上まで、本人が困っているときに相談する相手としてお互いが認識していること。対人関係継続性と言いますが、ずっと長く、あるいは定期的にかかるということではありません。定期的であることはさほど重要ではないと最近は言われています。

従来の「かかりつけ」は一対一の関係で捉えられることが多い。いつも通っている顔なじみの医師と患者。しかし、一人の医師がゼロ歳から100歳以上まで継続して担当することは不可能である。まして や医局制度の時代から病院の医師は随時入れ替わるのが常であり、病歴以外に患者の家族構成や生活に関わる個人的な情報までもが引き継がれることはほとんどない。家庭医の場合は、初めて会う患者であっても背景にある個人的な事情を考慮することが診療のスタートとなるので、担当医が変わってもコミュニケーションの深さを維持できる。間があいても、担当医が変わっても、いつでも戻ってこられる場所。そういう認識を患者と医師双方が持っていることが家庭医療の特徴だ。

継続性を維持することは、予防や教育の面でも非常にメリットがあります。先ほどの例で言えば、中学の頃はほとんど来院することのなかった子が、高校生になって久しぶりにやって来る。そのときに「タバコ吸ってないよな」とさりげなく聞く。これが重要なんです。その子が地域で育っていく中で、家庭医が予防的に介入していく。

あるいは風邪をきっかけに来院した既婚女性に「妊娠する計画はありますか」と聞く。これが予防医療です。健康診断や検診だけではなく、風邪の治療だけでもなく、それらをきっかけに全身の健康状態を見極めていく。その重要性をきちんと言語化しているのが家庭医療学です。

家庭医は開業する時の優れたビジネスモデル

現在、プライマリ・ケアの大部分を支えているのは病院の外来と既存の開業医である。特に地域の内科医院・外科医院といった小規模な開業医は、医師個人の努力と研鑽により地域住民のニーズに応えている。

開業医の先生方はすごいと思います。自分でリスクを負っているしコツコツまじめにやる方が結構多い。ただ、残念ながら医療の質が保証されていない。患者にとって重要なのは「名医じゃなくてもいいからきちんと診てくれる医者に出会うこと」です。愛想が良くてコミュニケーションが上手いだけでは信頼は得られません。コミュニケーションで知識不足はカバーできないのです。そもそも腕が良くないと話にならない。腕が良いというのはほとんどの症状や病気のスタンダードが分かっているということです。そのスタンダードの臨床能力を身につけるためにあるのが後期研修やフェローシップのプログラムなのです。

既存の開業医は自分自身の経験値から実質的な家庭医療を実践しているが、家庭医は専門的な教育を受けていることでスタンダードな臨床能力が担保されていることになる。総合診療専門医が19番目の専門医に認定され将来的に標榜科として掲げられるようになれば、新しいビジネスモデルとして家庭医療や総合診療へ転向するケースも出てくると考えられる。

実際、ＣＦＭＤのレジデンシーには他科からの転向組も少なくありません。今後、既存の比較的若手の開業医が家庭医療へ転向するようになれば、次のブレークにつながると思います。今はまだ学べる場所が少ないし、いまさらレジデントに戻るというのも難しい状況があるでしょう。じつは今、そのあたりをサポートできるような仕組みを考えているところです。

家庭医は開業するときの非常に優れたビジネスモデルです。初期投資が少なくて済むし、患者受けもいいと思います。ただ、これからの家庭医は在宅医療を担うことも期待されているので、在宅をやれる体制もつくっていかなくてはならないでしょう。介護や看護、ケアマネージャーなどとの連携も必須なので、地域でのネットワークづくりが重要になってくる。自治体や地域が一体となった包括ケアシステムを同時に構築していくことも必要ですね。

新しいことやマイナーなことが好きで、「他の人と同じことはやりたくない」という藤沼医師。19番目の専門医の誕生は、最近の医療業界では非常に大きなエポックメイキングであるが、家庭医が盛り上がってメジャーになっていったら自分自身はその中心からは離れていくだろうと語る。マイナーの芽を見つけ、既成概念をあっさりと乗り越え、自らが先例となって新しいスタイルを築き上げていく。その姿は医師というより起業家に近いのかもしれない。終始大らかな笑顔で医療の未来を語る、その頭の中では、すでに次のアイディアが動き出しているようだ。

第二章
家庭医に魅せられた医師たち

～ Interview Part 2 ～

生き方が映し出される医療

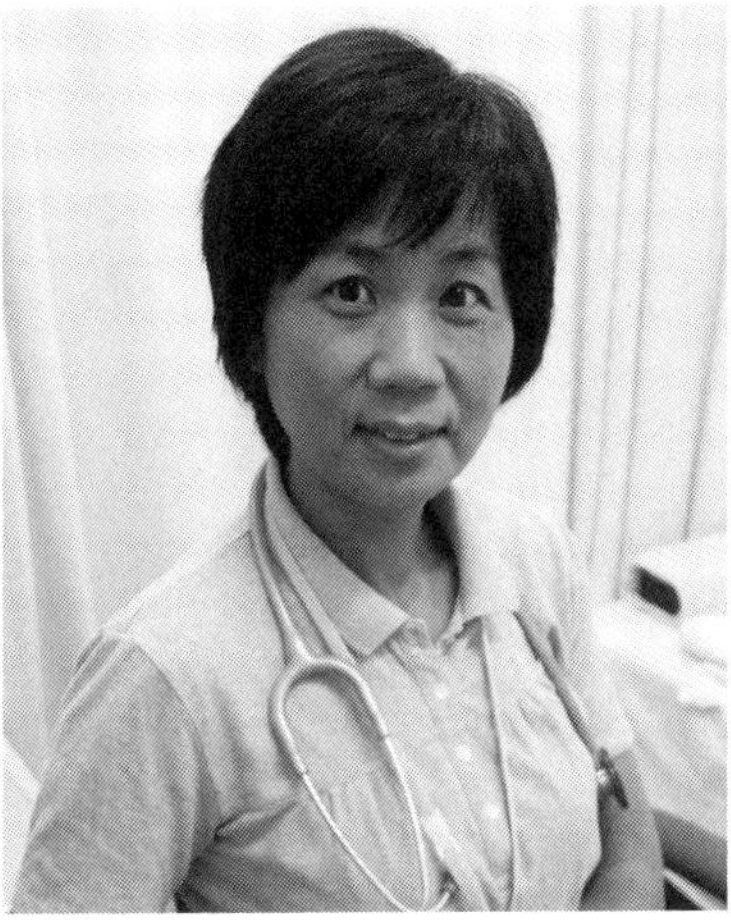

西村 真紀 Maki Nishimura

川崎医療生活協同組合　あさお診療所　所長

1992年　東海大学医学部入学
1995年　交換留学でロンドン大学医学部へ（5年次）
1997年　東海大学医学部卒、王子生協病院で初期研修
2005年　茅ヶ崎家庭医療センター　センター長
2006年　あさお診療所　所長

1　医師を目指して教師から転身

高知の無医地区で経験したこと

西村真紀医師は、今回取材した中で唯一の女性医師。住宅街に囲まれた小さな診療所に彼女を訪ね、午前の診療を終えた静かな待合室で待っていると、しばらくして2階から勢いよく駆け下りてきたのが西村医師だった。歩き方も話し方も人より早く、毎日忙しく走り回っている様子がうかがえる。仕事も家事も子育ても近所づきあいも猛スピードでこなしていくワーキングマザーの見本のような身のこなしだ。

西村医師は、29歳のときに高校教員を辞めて医学部へ入り直したいわゆる「遠回り組」である。社会人を経て医学部へ入学・編入するケースは珍しいことではないが、西村医師が医の道を志した理由は、地方における医療格差を痛切に感じたある出来事だった。

私が生まれ育った高知県は対人口の医師数が全国平均を大きく上回っています(1)。

(1)　厚生労働省都道府県（従業地）別にみた人口10万対医師数（2012）

それなのに、私の家の近所には病院も診療所もありませんでした。

西村真紀医師の故郷は高知市から50キロほど離れた過疎地で、現在は限界集落に近いという。医師が多いと言われている高知県だが、その多くは市街地に集中し、西村医師の祖父は家から遠く離れた病院で亡くなった。

祖父は高齢になるまでほとんど医者にかかったことがなく、自分でも「医者知らず」と言っていましたが、今考えると近くに検診を受ける場所もなかったということです。初めて行った病院にそのまま入院し、結局家には帰れなかった。医療格差の問題や地域の在宅医療の必要性を強く感じました。それが医師を目指した理由のひとつです。

診療所の医師になりたい

当時、高校で教鞭を取っていた西村医師は、医師への転身を決意。東海大学医学部の2年次へ編入学する。入学当初から「診療所の医師になりたい」という明確な目標を持ち、誰に対しても臆することなく公言していたが、臓器別専門を持つことが当たり前と考えていた年下の同級生たちからは特殊な存在に見られていた。

地域医療について勉強したかったので、医学部に入学する前からいろいろ調べていました。初めて王子生協病院へ見学に行ったのもその頃です。藤沼康樹先生（第一章参照）が生協浮間診療所の所長になる前の年（1992年）のことでした。王子生協病院の取り組みを見て、地域医療とはこういうものなのだとピンと来るものがありました。私の目指す道がこれで決まったという感じです。王子生協病院へは何度も実習に行き、藤沼先生から多くのことを教わりました。

交換留学でイギリスへ

医学部5年生のとき、西村医師は診療所で働く医師のことを海外ではGeneral Practitioner（GP：家庭医）と呼ぶことを知った。

海外のGPの仕事をこの目で見て勉強したいと思い、大学の交換留学制度でイギリスに半年行きました。現地の大学の地域医療学講座の教室にいきなり尋ねていって、GPの勉強会に参加させてもらえないかとお願いしたのです。先生方が非常に親切に対応してくださり、勉強会を見学したりGPの先生のお宅で食事をしたりすることができました。最後の一カ月はGPのところで実習させてもらって、地域の診療所を経験し、そこで働く姿を見て、「ああ、私がやりたいのはこれだ」と確信しました。一人の患者の全身を診る、家族ぐるみで全部診るというやり方がそこにはありました。現在の私は、あのとき見たGPの仕事をそのまま写し取ったようなもので、すべてのルーツはそこにあります。イギリスで見た医師が私にとっての家庭医です。

イギリスで知り合ったGPとはその後も交流が続き、藤沼医師とともにイギリスを訪れている。日本で家庭医を育成しようと奮闘している二人に、イギリスのGPたちも支援を惜しまなかった。

2　国産家庭医第一号

お手本のない研修

西村医師は、日本プライマリ・ケア連合学会認定第一号の家庭医療専門医である。厳密には、西村医師が認定医を取得したのは旧日本プライマリ・ケア学会(2)の認定医なのだが、このあたりの事情は少々ややこしい。

(2) 日本プライマリ・ケア学会は2010年に日本プライマリ・ケア連合学会に統合された。

当時はまだ国内での認定制度が確立されておらず、現在の後期研修プログラムに相当するものもありませんでした。ちょうど藤沼先生がそういうものを作りたいという野望を持って活動していたところで、それを知った私が、「自分が第一号になるのでここで研修させてください」とお願いし、生協浮間診療所で研修を受けさせてもらうことになったのです。

自分たちで考えた研修をしながら、それをプログラムにまとめていくという具合でした。後進を育てるには、まず指導者を育てなくてはなりません。家庭医の研修とプログラムづくりを並行して行いながら、同時に自分自身が指導者になることも求められていました。

その頃、旧日本プライマリ・ケア学会でも認定医制度を制定する動きがあり、西村医師は初年度の受験者となった。それ以前は岡田唯男医師（第一章参照）のように海外で家庭医療認定医を取得するしか方法はなく、つまり初の「国産家庭医」というわけだ。同じ年に認定取得したのは西村医師を含めて7名であった。

旧学会時代に私が受けた認定試験の内容は、現在もほとんど変わっていません。当時はポートフォリオという言葉も使われていませんでした。2010年に3つの学会が統合して日本プライマリ・ケア連合学会となり、学会認定医も「家庭医療専門医制度」と「プライマリ・ケア認定制度」(3)に統一されましたが、さかのぼって私たちが第一号となったのです。

みんな燃えていた時代

西村医師が研修を受けた1990年代の後半は、日本で家庭医を育てようという動きが本格化した頃である。

懐かしいですね。みんな燃えていた時代でした。ただ大変な時期でもありました。自分たちのやろうとしていることが誰にも分かってもらえなかったから。家庭医になるためには各科を回らなくてはならないのですが、研修先の先生方は家庭医という言葉も知らない。「こういう医者になりたいので、こういう研修をさせてください」と言ってもポカーンとされる。小児科に来ても小児専門医になりたいわけじゃないので、どんな知識や技術が必要か説明しなくてはなりません。今でこそ研修をお願いするにあたっても説明が簡単になりましたけど、当時はなかなか分かってもらえませんでした。

産婦人科を回った時の思い出話なのですが、当時はストレート研修が当たり前だったので、私もストレートの研修医と一緒に手術の助手から入りました。ところが、オペをやっている時間帯は、助産師が妊婦やお母さんと新生児の指導や家庭訪問を行っ

(3) 現在、日本プライマリ・ケア連合学会では
・家庭医療専門医制度
・プライマリ・ケア認定医制度
・指導医制度
・プライマリ・ケア認定薬剤師制度
の4つの認定制度を定めている。

ている。私は手術よりもそちらに興味があったので、「オペの研修はもう十分ですので助産師外来をやらせてください」と申し出たところ、先生に「なぜ手術よりそちらに興味を持つのか？」とびっくりされました。

今では研修医をお願いするにもかなり理解が広まっていますが、家庭医という言葉が知られていなかった時代は、臓器専門の足し算をイメージしていた人が多かったのだと思います。

考えてみれば、ほとんどのクリニックは臓器専門医が開業するのが普通であった。当時の指導医たちが西村医師の要望に戸惑ったのは無理もないことだったのかもしれない。

3　あさお診療所の日常

緑豊かな住宅街の小さな診療所

あさお診療所は⑷、川崎医療生活協同組合の診療所である。所長の西村医師以下4名の家庭医と看護師、医事スタッフで運営されている。

都市型の診療所の特徴は、近隣に医療資源が豊富にあることだ。内科、小児科、整形外科などのクリニックのほか、リハビリや介護の施設なども充実している場合が多い。地域住民はその中から望むものを自由に選択できるため、すべてを診ることを前提とした家庭医療は都市部では成り立たないという意見もある。しかし現実は逆で、多種多様な医療資源を患者自身で選ぶことが難しい、あるいは複数の医療機関を掛け持ち受診することを負担に感じる人が「まるごとお任せ」できる家庭医を選択するケースは少なくない。

⑷　川崎医療生活協同組合　あさお診療所　http://www.asao-shin.jp/

２００６年の赴任以前は、糖尿病を専門とする先生が何でも診ているという診療所でした。家庭医という言葉もなかったので、私が後任で来たときは「糖尿病も診てくれるけど、あまり得意じゃなさそうだよ」という感じでした。その後、いろいろな機会を設けて家庭医や家庭医療について説明したり、医療生協の発行する新聞にシリーズで記事を書いたりして少しずつ広まっていきました。この診療所は生協の組合員が対象なので、他の診療所と違って健診などで来院する人も多いのが特徴です。健康な人も出入りするため家庭医療を実践するにはやりやすいところだし、家庭医療のメリットを理解しやすい土壌でもあったと思います。今では、ここに来る人で家庭医療を知らない人はいないでしょう。

雑談も診療の一環

受付や看護師のいるカウンターは相談窓口のような位置づけになっている。体の不調を訴える人にまず看護師や医師が話を聞くが、型通りの問診というよりは世間話のような雰囲気だ。

端から見れば雑談のようですが、家庭医と患者の間では雑談以上の意味を持っています。その人の性格や価値観、生活の中での優先順位、家族や周囲の人に対する思いなどたくさんの情報が含まれ、それによって治療方法の選択が変わってくることもあります。会話の中から察する能力は家庭医にとってとても大切ですね。

私がイギリスで見たGPもそうでした。最初は雑談しているとしか思えなかったのですが、診療の一環として重要な部分を占めている。今ここで研修している人たちにも、質問の仕方はトレーニングさせます。上手になると普通の会話の中から聞き取ることができますが、研修医はちょっとぎごちないですね。でも最初はそれでかまいません。慣れてくれば上手にできるようになります。

家庭医療の本質は、実践や経験を積み重ねないと見えてこないことがある。教室で専門書を読むだけでは本質はつかめない。臓器を診るのでも、病気を診るのでもなく、「人間」を診るのが家庭医だ。人間理解とコミュニケーション能力は家庭医にとって必須のスキルでもある。

実習や研修に来る学生には「医学部以外の人と接する機会をたくさん持った方がいい」とアドバイスしています。医学部は案外狭い世界なので、アルバイトでも何でもいいから外の世界を経験し、世の中にはいろいろな人がいて多種多様な考え方や価値観があることを知っておいた方がいいですね。

日常的に、継続的に、全身くまなく

家庭医は全身を診ることを重視していますが、それは体の各部品を全部診るということではありません。普段の健康状態を把握しておくことも重要で、健康なときにベースとなるデータを取っておけば、何か異常が出たときに比較しやすいというメリットがあります。そのためにも病気の有無に関わらず健康診断や各種の検診を受けることを推奨しています。

じつは大学病院などの臓器別専門科ではがんを見つけられない場合があるのです。患者本人は大きな病院にかかっているので何となく安心しているのですが、ぜん息で呼吸器科に何年もかかっているのに、子宮がんになっていることに気づかなかったというケースもあり得ます。呼吸器の専門医が「そろそろ子宮がんの検診を受けたらどうですか」とは言いませんから。それは決して怠慢ではなく、そもそもそういう役割ではないということです。

4 家庭医だからこそできること

「病気はあります。ただし病名はありません」

西村医師はある患者のエピソードを聞かせてくれた。長年ひどいめまいに悩まされ、日本全国の病院を渡り歩き、名医と呼ばれる専門医にかかっても原因がはっきりせず改善もしないという女性患者が、家庭医という存在を知り診療所を訪ねてきた。

その人の話をよく聞くと、どの病院でも病気が見つからないと言われ続けてきたようです。実際にめまいがあって困っているのに、いくら検査をしても何も見つからない。なぜこんな症状が出るのかも説明してくれない。最終的には心の問題ではないかと精神科を紹介されたそうです。

これまでの経緯をすべて聞き終わった私はこう言いました。「よく分かりました。あなたには何らかの病気があると思います。ただ、現代の医学では病名がつかないのです。でも、確かに病気はあります」。その患者さんは急にスッキリした顔をして「そうですよね」と笑顔を見せました。

医学部では、検査や診察によって判明する病名と、それに対する治療法を学びます。医学の進歩によりほとんどの病気には病名が付けられていますが、それらに当てはまらないものが出てくると一気にお手上げになってしまう。でも患者本人は具合が悪いと言うのだから、治療法は教わっていなくても知恵を絞って対処法を考え出さなくてはなりません。

その患者さんの場合は、話を聞いていく中からいくつか独特な現象が見えてきたので、そこを手がかりに症状を抑える方法を一緒に考えていきました。

病名があろうがなかろうが、まずは病気であることを認めてあげることが大事だと西村医師は言う。医学書に載っている病名を探すのではなく、患者の訴えに耳を傾け、本人にしか分からない特異な症状にも個別に対処していく。「主訴」に「特化」したケースバイケースの診療だ。その患者は西村医師のもとに何回か通ううち、まるでヒーリング効果を得たように良くなっていった。彼女は西村医師を「ヒーラー」と呼ぶそうだ。

人間は病気のある部分と元気な部分を両方持っています。末期がんであっても、痛みが和らいだり気分が良くなるような、その人の元気を呼び覚ます何かがある。薬や手術で病気を根絶させるだけでなく、元気な部分を伸ばすことで生きる力を高めていくことも大切ではないかと思います。

元気を高めることを楽しみながら、でも病気もちょっと抱えながら生きていく。ほとんどの人はそういう生き方をしているのではないでしょうか。家庭医は病気がゼロになることを目標にしているわけではありません。究極はその人がより良く生きること。宗教的に聞こえるかもしれませんが、おそらくシャーマンの時代から人々はそういうことを求めてきたはず。今は、家庭医がそういう役目を担っているのかもしれませんね。

ホームドクターがいるのに……

また、別の患者さんの話です。呼吸器の病気で大学病院を紹介したのですが、何年経っても診断がつかない。年に4回ほど大学病院へ行くのですが、いつも検査ばかり。そのうちCTの検査で別の病気が見つかり、内分泌科へ回され、その次はまた別の病気で循環器内科へと次々診療を受ける科が増えていったのです。検査するたびに何か見つかり、年4回の通院ではすまなくなってしまいました。その患者さんは私に「ここをホームドクターとしているのだから、とりあえずここへ戻してほしい」と訴えたのです。

患者さんの方が分かっているんですよね。かかりつけ医である家庭医がやることと、大学病院の専門医がやることをきちんと分担するべきだというのです。専門医は病気を体の部品ごとに見ているから、異常が増えれば増えただけ診療科が増え、病院へ行く回数も増えていく。本当は「CTを撮ったらこういうことが見つかりましたので、そちらでお願いします」と戻してくれればいいのです。うちの診療所の設備で十分対応できる場合もあるのですから。行く先々の科で薬が出されたりすれば、薬の種類もどんどん増えてしまう。患者さんの負担は増すばかりです。

日本の医療システムが招いた多受診・多剤

しかし、決して大学病院の医師の対応が間違っているわけではありません。この国の医療システムがそうなっているのです。大学病院の先生は自分の担当する科以外の病気をまとめて診るようなことはしません。別の科の病気は別の科へ回すのが正しいのです。ただ、患者にとってはいろんな科へ回されて、それぞれ別の検査をして、薬を出されることは不便だし負担にもなっている。うちの診療所に通っている人たちは、普段はかかりつけの家庭医に全身まるごと診てもらって、特別な時だけ大学病院を紹介してもらえばいいということが分かっています。

最近は、複数の病院から出されている薬を整理してほしいとか、将来的なことを考えてかかりつけ医を持っておきたいという理由でうちの診療所へ来る人も増えています。家庭医と専門医が上手に役割分担できれば、これまでに無駄に使われてきた医療費が大幅に削減できると思います。

5 在宅と看取りと家庭医

在宅医療は家庭医療の中でも重要な部分を占める。厚生労働省も超高齢化時代における在宅医療の重要性を鑑み「在宅医療・介護推進プロジェクト」(5)を立ち上げている。

家族が自宅で面倒を見るという文化

日本では在宅医療は非常に重要だと考えられます。ヨーロッパなどでは一人暮らしをしていても充実した施設があり、万全のバックアップを受けられることが多いのですが、日本では昔から家族が看るのが基本でした。もともと在宅医療は日本の文化に

(5) 厚生労働省「在宅医療・介護の推進について」在宅医療・介護推進プロジェクトチーム http://www.mhlw.go.jp/seisakunitsuite/bunya/kenkou_iryou/iryou/zaitaku/dl/zaitakuiryou_all.pdf

馴染んでいるのです。それが、医療の発展とともに入院患者が増え、病院で亡くなる方が増えてきたのが現状です

ところが、これからは病院のベッドが足りなくなり、家で最期を迎える人が増えると予想されています。超高齢化社会の問題と日本の文化的背景を考えると在宅医療の重要性が見直されてくるはずです。

「在宅医療・介護推進プロジェクト」では、2015年までに在宅医療に携わる医師を32～33万人増やすことを掲げているが、西村医師は「それを担うのは家庭医しかいないと思う」と語る。

なぜなら、家庭医は赤ちゃんからお年寄りまでというライフサイクルの最期のところまで診ているからです。また、がんの終末期や難病などで病院に通えない人や高度な障がいを持ったお子さんも、やはりいろいろな病気にかかるので全身を診なくてはなりません。現状では、各科開業医の先生が外来もやりながら在宅医療を担っていくのは難しいと考えられますが、家庭医ならば在宅医療は得意分野です。在宅を増やすということは、家庭医を増やすということとセットで考えるべき問題なのです。

老衰という逝き方

在宅医療が増えるということは必然的に在宅の看取りが増えることでもあるが、じつは病死以外に「老衰」というケースも考えなくてはならない。

病院の医師は基本的には病気を診るのが仕事です。したがって老衰はあまり診ません。大学でも老衰についてはほとんど教えていません。人は全員病気で死ぬわけではないのですが、老衰を看取るのはおそらく家庭医の役割です。

歳を取るとどうしても健康とは言いがたい状態になってきます。心臓をはじめさまざまな内臓が弱くなり、飲食の量が減り、一日中ほとんど動かず、体の水分が抜けて皮膚や粘膜が乾燥する。体はドライになっても本人は意外と楽なんですよね。外から無理矢理何かを入れると、かえって苦しくなることがあるんです。ですからこれらを自然な経過だととらえればいずれ老衰で死ぬことになりますが、この時点で病院に行けば医師は病名を付けて点滴を行ったり、薬を投与したり、入院させることになるでしょう。入院すると老衰にはなれません。病名を付けて治療を施すと老衰ではなくなるので。最期は点滴などの管につながれ、機械によって延命される場合も出てきます。でも、中には老衰で逝かせてあげてもよいケースがあるのではないかと思っています。

加齢による心身の変化を老化と見るか、病気と見るか。病気と診断されたらどのように対処するのか。その判断は誰がするのか。前例のない超高齢化社会の中で、私たちは「老い」と「病」の境界線をどうやって見極めたらいいのだろうか。

老衰か治せる病気かをきちんと見極める診断能力が医師に必要なことは大前提ですが、それでも「これは老衰です」と診断するのは難しい。それは、本人あるいはご家族の治療の意向に委ねるしかない面があるからです。病院で最期を迎えるのか、自宅で老衰で逝くのか。藤沼先生は老衰を「文化的な診断名」と言っています。まさにその通りだと思います。ご家族も介護や看護に関わる人もすべての人が「これは老衰ですね」と納得しないと成立しない。医師が一人で決めるものでも、検査やデータで分かるものでもありません。何もしないというのは勇気のいることですが、じつはその方が最期まで楽に生きられる場合もあるのです。

6　家庭医としてのアイデンティティ

名称はどうあれ家庭医の仕事は続く

家庭医のやっている仕事は患者にとって普遍的です。絶対に廃れることはない医者のひとつだと思っているので、それは信念を持ってやっていけます。

家庭医療という概念が登場する以前から、既存の診療科の先生方が実質的なプライマリ・ケアを担ってきました。かかりつけ医として頑張っていて、家庭医がやっていることと何も変わらないことも多い。そうなると家庭医の専門性はあいまいになってしまうかもしれません。しかし、私たち家庭医は「何の取り柄もないこと」を専門にトレーニングしてきたことに誇りを持っています。

やっていることは同じでも、実践していることに理論的な裏付けがあるか、家庭医としてのアイデンティティを持っているかでその立ち位置は違ってくると思います。家庭医

消化器内科の専門医が顔なじみの患者さんを家族ぐるみで受け持って風邪でも何でも

診てあげるというのと、そういう人たちこそ私の専門分野と思ってやっているのとでは、やはり違うと思うのです。「私は家庭医です」と名乗ることは自分のアイデンティティを示すものだし、後輩たちもアイデンティティを持った医者として育てたいですね。将来的には、実質的に家庭医療をやっていれば呼び名にこだわる必要はなくなるかもしれませんが、後輩にはそういう気概を持ってほしいと思っています。

患者さんからすれば、専門的なトレーニングを受けたかどうかで医師を見ているわけではなく、話をよく聞いてくれる、相談に乗ってくれる、家族ぐるみで全身を診てくれるというところでジェネラルであることのメリットを感じているし、ちゃんと区別していると思います。

自分の人生が家庭医の仕事に役立つ

西村医師は3年の各科ローテートを終えた2000年に出産を経験している。産休後、ゼロ歳児を抱えての家庭医療研修再開となった。

私ともう一人女性の研修医がいて、その先生もちょうど子どもが生まれたばかりだったんです。王子生協病院では女性研修医は初めてで、家庭医療専門研修では乳飲み子を抱えている。何もかも初めてづくしで毎日大変でしたけど、職場の方々もすごく協力してくれました。私たちの姿を見て、後輩の女性医師や学生が家庭医療の道を選んでくれたことも嬉しかったですね。

振り返ってみると、結婚、妊娠、出産、子育てを経験したことが家庭医療にすごく役立っています。患者さんの悩みに共感できるし、逆に患者さんから学ぶこともたくさんあります。前にも言いましたが何気ない雑談がすごく重要なんですよね。家事や育児のちょっとしたことでもいろいろな発見があり、それをまとめるとすごく貴重な情報の蓄積になります。女性はおしゃべり好きな人が多いし、同性としてざっくばらんな会話ができます。患者さんと人生経験を共有でき、それを医療に活かすことができるというのは家庭医ならではのスタンスだと思います。

女性は家庭医に向いている

生協浮間診療所にいた頃、藤沼先生が担当していた女性の患者さんをたまたま私が診たとき、「女性の先生ならちょっと聞きたいことがあるのですが……」と相談されたことがあります。女性特有のデリケートな問題だったので、藤沼先生には一度も相談したことがなかったそうです。そのとき、患者さんにとって医師が男性か女性かということは意外と大事なのかもしれないと思いました。

生協浮間診療所に通う患者へのアンケート調査の結果、女性患者では、ある問題に関しては圧倒的に女性医師を求めることが分かった。男性患者があえて男性医師を希望する割合は低く、診察医の性別を意識するのは女性患者の方が多い。西村医師は２００５年にこのときの調査を論文で発表した(6)。

もちろん男女どちらでもかまわないという場合もありますが、女性医師に対する特殊なニーズがあることも確かです。最近は女性医師の割合も増加していますので、女性の家庭医が増えればこうしたニーズに応えていけるのではないでしょうか。地域や患者の生活に共感しやすい、コミュニケーション能力に優れている、子どもがなつきやすいといった女性ならではの利点もあります。妊娠や出産など女性としての人生経験が仕事に活かせる点でも、女性は家庭医に向いているかもしれません。

(6)「女性は女性医師を受診したいと思っているのか〜診察医師の性別希望について〜」（じほう別冊２００５年２月号）

脳神経外科医から総合診療医へ

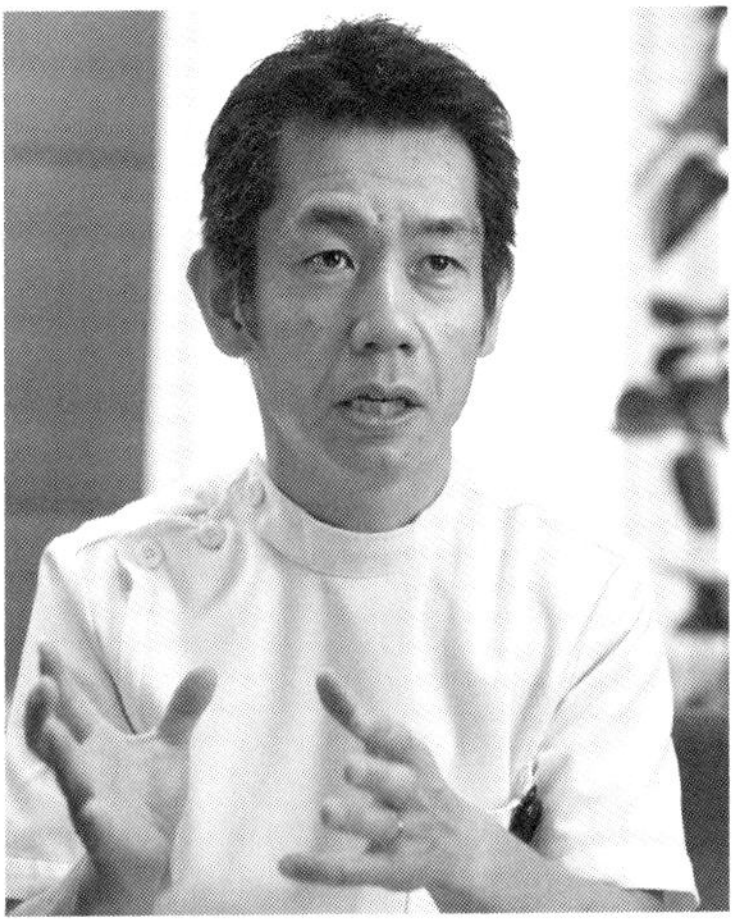

臺野 巧 Takumi Daino

北海道勤労者医療協会　勤医協中央病院　総合診療センター長

1993年　札幌医科大学卒、札幌医科大学大学院博士課程入学
1997年　札幌医科大学大学院博士課程卒
1997年　留萌市立総合病院脳神経外科
1999年　白石脳神経外科病院
1999年　日本脳神経外科学会認定専門医取得
2000年　帯広脳神経外科病院（現・十勝脳神経外科病院）
2003年　札幌医科大学地域医療総合医学講座所属
2004年　北海道勤医協中央病院勤務

1　スペシャリストとしての11年

急性期病院の総合診療医

札幌市東区にある北海道勤医協中央病院(1)は、北海道勤労者医療協会の中核をなす病院のひとつ。2013年5月に旧病院から700メートル離れた場所に新築移転し、地上6階、病床数450床、病院職員は1000人に及ぶ規模で、札幌市北東部の地域中核病院として地域医療を担っている。

臺野巧医師は、2004年から同病院に勤務。現在は総合診療センター長として総合診療部門を統括している。診療所に勤める家庭医とはややスタンスの異なる「病院勤務の総合診療医」の代表格だ。

外来は専門外来とER・救急総合外来しかなく、専門外来は予約のみ。救急車で運ばれた患者はERで救急専属医が診察し、「ウォークイン」と呼ばれる救急車以外の予約なしの患者を総合診療医が一手に引き受けている。コモンディジーズについてはその場で診察や治療・処置を施し、専門的治療が必要な場合は該当する専門科へ引き継ぐ。平均で1日に50人、多い時は70名以上の患者に対応するという。

(1) 公益社団法人北海道勤労者医療協会勤医協中央病院 http://www.kin-ikyo-chuo.jp/new_clinic/

いまだに「何科のお医者さんなんですか？」と聞かれることもあるので、患者さんとしては家庭医や総合診療医という認識はないんじゃないかと思います。最近はテレビなどで取り上げられるようになったので多少は知られているようですが……。

家庭医と総合診療医の違いはあまり意識していませんが、家庭医は地域との関わりがより密接で医師の方からコミュニティの中に入っていくイメージがありますね。一方で病院の総合診療科は来た人を診るという形になります。その辺が大きな違いかもしれません。ただ、病院では総合診療医が当直も受け持つので24時間体制で待機できます。若い研修医も多く、毎日頑張ってくれています。

やりがいを感じて取り組んだ脳外科分野

学生の頃は外科系に行きたいという思いがあり、外科の医局を志望していました。いろいろな分野がありましたが、その中でも興味を持ったのは脳神経外科。手術をして患者さんを治療することはやりがいのある仕事であり、スペシャリストとしての素晴らしさを感じていました。

札幌医科大学出身の臺野医師は、医師としての純粋な志を持ち、高い能力を活かす場として脳神経外科を選んだ。学部卒業と同時に大学院へ進み博士号を取得。脳外科医としての王道を歩むエリート医師の一人だ。

脳神経外科の中でも自分の得意分野にしたいことや身につけたい高度な技術があったので、新しい知識や技術をどんどん欲に取り入れ、手技の訓練も積みました。

特に、興味を持って取り組んだのが血管吻合術《ふんごう》。手術中に脳の血管を一度遮断して血流を止め、その間に血管を縫い合わせるのですが、縫い合わせの時間をいかに短くするかが勝負になります。できるだけ遮断時間を短くして素早く血流を再開する。そのために日々練習を重ね、技術を磨いていました。上手くいったときは素直に喜びや達成感を味わうことができました。

地域のニーズに合わなくなったスペシャリティ

医学部を卒業した若い医師たちが、スペシャリストとしてのキャリアを目指すのは至極当然のことだ。日本の医療を世界トップレベルにまで押し上げてきたのは、間違いなく有能なスペシャリストたちであり、その姿は後に続く者の憧れとなっている。

その一方で、近年はスペシャリストであるが故に現実に対応しきれないケースも目に付くようになってきました。極端に先鋭化されたスペシャリスト集団は、複数の分野にまたがる複合的な健康問題に一人で対応するための教育をほとんど受けていません。特に医師不足が顕著な地方の中小病院や診療所では、いくら有能なスペシャリストであっても自分の専門だけに集中することができない。それどころか専門外の診療を求められるケースがどんどん増えているのが現状でした。

2　ジェネラリストに転向した理由

脳神経外科のスペシャリストであった臺野医師が直面したのも、まさにこの問題であった。

多様な疾患の対応に迫られた帯広の病院

２０００年に帯広脳神経外科病院（現・十勝脳神経外科病院）へ赴任したのですが、そこでは急性期の病気を治す病棟のほかに脳卒中などのリハビリを行う療養型の病棟も併設されていました。長期入院してリハビリを受けている患者さんは入院期間中にいろいろな問題が起こります。それも脳外科以外の問題がほとんどです。療養病棟の支払制度（療養病棟入院患者を他の病院の外来に受診させた場合に、入院している病院が受診料を支払う制度）が導入されてからは他の医療機関に診療を依頼するケースも少なくなり、多くは自分たちで対応しなければなりませんでした。そうなると、どうしても幅広く対応できる能力が必要とされるのです。

入院患者だけでなく、外来患者も同じような状況でした。退院した患者さんがリハビリや経過観察などで通院し、私の担当する外来患者も相当数いました。外来では高血圧や糖尿病など他の疾患がからんでくることが多いのですが、患者さんは複数の病院を掛け持ちするのを嫌がり、「ここで一緒に診てくれませんか」と言ってきます。自分なりに勉強して高血圧の薬を出したりしていたのですが、やはり知識の乏しさを痛感しました。ちゃんと診られるのかどうか自信がなく、能力が足りないということがストレスにもなっていました。

脳が原因ではない頭痛、めまい、うつ

脳神経外科の病院には、頭痛やめまいを訴える患者さんが多く来院します。病院ではまずＣＴなどの画像を撮って検査するのですが、じつは頭痛の90％以上は脳の異常ではありません。頭痛を診るということは、脳に異常がない人を診ることなのです。

脳外科のスペシャリストとしては、脳の異常を外科的治療で治すのがメインだと考えるのが普通です。仕方がないとは思いつつ、もどかしさもありました。

めまいも同じです。脳の異常からくるめまいの方が少ない。例えば、BPPV（良性発作性頭位めまい症）(2)は、三半規管に迷入した耳石によって起こるのですが、理学的療法で耳石を元に戻せば簡単に治ります。CTも手術も必要ないのです。しかし、理学療法を体得することが脳外科医の役割だと考える医師はほとんどいません。

また、うつ病の患者さんも頭痛を訴えて来院します。話をよく聞いてみると、じつは仕事やプライベートの問題から来るうつの症状だったりする。そこをきちんと診断して適切な薬を処方してあげると、一般医でも十分対応できます。精神科医を紹介しなければならないのは一般的な治療をしても良くならない人の場合です。すべてのうつに精神科の治療が必要なわけではありません。いろいろ経験するうちにそういうことが分かってきました。自分から興味を持って勉強しなければ習得できないスキルですが、逆にそこを分かってあげられると患者さんが劇的に良くなったりしてものすごく感謝されるんです。脳外科の専門知識以外でも正しく処置できれば患者さんを助けることができ、そこにもやりがいや喜びがあるのだということが衝撃であり、発見でもありました。

(2)
BPPV
良性発作性頭位めまい症／耳石器（卵形囊）から剥離した耳石の後半規管感覚器（クプラ）への付着、または後半規管内に生じた浮遊耳石（半規管結石：canalolithiasis）を原因説とする症状。
〈緒良性発作性頭位めまい症診療ガイドライン（医師用）日本めまい平衡医学会診断基準化委員会編より〉

患者の主訴にきちんと応えているか？

患者はたいがい主訴を持っている。「頭が痛い」「お腹が痛い」「熱っぽい」「吐き気がする」など症状は千差万別、しかもあいまいで複雑だ。患者は「頭痛がする」と言って脳の診察を受けに来るが、その原因は脳にはないかもしれない。そのことを常に意識し、脳に原因がなかった場合は別の方向に舵を切り替えなければならない。

患者さんの主訴にきちんと応えているか？　自分自身に疑問を持っていました。主訴を持って来院した人が本当に良くなっているのか、満足して帰っているのか、そういう部分をもっと意識するべきではないかといつも自問自答していました。だから頭痛やめまいのことを勉強して、ＢＰＰＶの処置も自分でマスターして、脳神経外科以外のスキルを少しずつ身につけていきました。帯広の病院は小さな病院でしたが、大病院の脳外科に通っても耳鼻科に行っても良くならなかっためまいの患者さんが、僕のところにきて、上手く治療してあげたらすごく喜んで帰っていく。外来の患者さんにいかにいい医療を提供するか、患者さんの主訴にいかに適切に対応していくか、そこに大きな関心を持っていた時期でした。今の自分の素地はそこで作られたと言ってもいいでしょう。

「脳」に限定された領域から「患者」という存在へ意識を向けたとき、臺野医師の中に「ジェネラル」のスタンスが芽生え始めた。

3　医師としてのキャリアを考えたとき

脳外科医は何歳までやれるのか？

医療現場におけるジェネラリストの必要性を感じ始めた頃、さらに医師としてのキャリアをどう築いていくのかという問題にも向き合うこととなった。

自分が60代になったときに何をしているのかを考えたとき、脳外科医をずっと続けていくのは難しいと思いました。手術や臨時手術などは60歳を過ぎたら体力的に難しくなります。多くの先輩方も手術から離れていき、自分もどこかで方向転換しなくてはならいないだろうと予想していました。脳外科医としてのピークを過ぎメスを置いた先輩たちはリハビリや外来をやっていましたが、僕にとって魅力的なキャリアとは思えませんでした。
病院を辞めて開業するという道もありますが、脳外科での開業は初期投資がかかるし、手術もやるとなると医師や看護師も必要になります。開業するなら、もう少し幅広く患者さんを診られて初期投資の低い分野がいいのではないかという考えもあり、そういう意味でもジェネラリストへの転向は自分の中では現実味を帯びてきました。

方向転換を考え始めた10年目

医学部を卒業して10年ほど経った頃、大学の同窓会があり昔の同級生と再会する機会があった。かつての同級生たちは皆それぞれに専門分野でキャリアを積んでいたが、じつは臺野医師と同じ壁に突き当たっていた。

僕と同じように「これから自分たちはどうすればいいのだろう」と悩んでいる人が多かった。医局の人事で地方の病院などに赴任している医師たちは自分の専門以外を診なければならないケースが多く、それがストレスになっていたようです。専門を活かせる職場は都市部に集中しています。僕たちの場合は札幌です。でも、札幌にも十分なポストが用意されているわけではありません。それは同級生みんなに共通する切実な問題でした。
自分の専門科で開業するか、ずっと勤務医でいるか、大学で教員になるか。そのどれかを選択しても、本当に専門を活かした仕事が続けられるかどうかもわからない。振り返ってみると、悩み多き年代だったと思います。もしかしたら、今卒後10年を迎えている人たちも同じような悩みに直面しているかもしれませんね。

「外科医が一人前になるには10年かかる」と言われているが、卒後10年というのは無我夢中で走ってきた修行期間が終わり、一人の医師としてどう生きるかを考え始める時期なのかもしれない。

一冊の本が運命を変えた！

同窓会の翌日、臺野医師に運命的な出会いが訪れる。

帯広へ戻るため札幌駅へ向かっていたのですが、その途中に学生時代からよく通っていた本屋へ立ち寄りました。専門書の品揃えが豊富だったので、札幌へ来たときは必ず覗いていた本屋です。棚を眺めていたときたまたま目に付いたのが「家庭医プライマリ・ケア医入門」(3)という本。何となく面白そうだなと思って購入したのですが、帰りの列車の中で読み始めたら一気に読み切ってしまいました。

(3) 家庭医プライマリ・ケア医入門（2001年プリメド社）

2001年初版の「家庭医プライマリ・ケア医入門」は、まだ日本で家庭医療を体系的に学べる施設も機会もない当時、臓器別スペシャリストが家庭医として開業するための入門書である。家庭医の定義から勤務医との違い、求められる技能や手法などが細かく解説されている。

帯広の病院で「患者の主訴にどう応えるか？」と悩み続けていた自分の疑問に、すべて明快に答えてくれる本でした。自分で「こうじゃないか」「こうすればできそうだ」と考えていたことが、すべてその通りでした。特に医師と患者の関係性に関する部分では、今まで誰も教えてくれなかったことが全部解説されている。たまたま手に取った本だったのに、読み始めてすぐに「自分の道はこれだ！」と確信しました。

札幌医科大学地域医療総合医学講座

一冊の本に背中を押されるように、臺野医師は家庭医やプライマリ・ケア医への転向を決意。善は急げとばかりに行動を起こすのも早かった。

翌年の人事を決める時期に、札医大の脳神経外科医の教授に会いに行き脳外科を辞めたいと伝えました。叱られるのではないかと思いましたが、教授は「脳外科で開業するというなら引き留めるつもりだったが、まったく違うことをやりたいならしょうがない」と認めてくれました。

家庭医療をやるには身体診察のイロハからやり直さなくてはならないと思っていたので、大学で1年ぐらい学んでからどこかの地域病院で実地経験を積もうと考え、その年の12月に札医大の地域医療総合医学講座に入りました。教授は地域医療の第一人者である山本和利教授(4)。さらに木村眞司先生(5)など錚々たるメンバーが揃っていました。

卒後10年経っており、しかも脳神経外科からの転身は異色の存在でしたが、研修は楽しかったですね。医学生が見るような身体診察の教育ビデオで勉強したり、学生と一緒に身体診察の有名な教科書を原書で読んだりしていました。

(4) 山本和利《やまもと　わり》
1978年自治医科大学卒業。自治医科大学、京都大学総合診療部を経て1999年札幌医科大学に赴任。その間、カナダMcMaster大学でEBMの教育法を学ぶ。

(5) 木村眞司《きむら　しんじ》
松前町立松前病院院長。日本プライマリ・ケア連合学会北海道ブロック支部長。1989年札幌医科大学医学部卒業、米国インディアナ州テレホート市ユニオン病院にて家庭医療科研修医、米国ミネソタ州ミネアポリスミネソタ大学にて老年医学研修医、茅ケ崎徳洲会総合病院一般内科・老人科、札幌医科大学地域医療総合医学講座を経て、2005年より松前町立松前病院勤務。2012年より松前町病院事業管理者（兼務）。

4　医学教育の重要性に目覚める

北海道勤医協中央病院での研修

大学で1年ほど学んだ後の2004年11月、臺野医師は札幌市東区の勤医協中央病院に入職する。研修医という名目ではなかったが後期研修のような位置づけだった。勤医協中央病院では2002年に総合診療科が立ち上がっており、多くの研修医が全国各地から集まってくる。患者数も多く、コモンディジーズを中心にさまざまな症例を経験するには最適な環境だった。

ここへ来て驚いたのは、初期研修医たちの成長の早さです。私はその年の4月から札医大で初期研修医の指導医をしていたのですが、11月に勤医協に移ってみると、こちらの研修医の方が現場経験が豊富で臨床のスキルが高い。同じ4月から初期研修を受けているのに彼らの成長度の違いは歴然でした。

大学病院での研修は人数が多く実際に患者と接する機会がなかなか確保できないいた

め、どうしても見学中心になってしまいます。一方勤医協はそもそも大学や医局とのつながりを持たない医療機関であり、短期間で一人前の医師に育て上げるという独自の方針を確立していました。

研修のやり方ひとつで医師の経験量やスキルがこれほど違うことを初めて知りました。もちろん大学病院には大学病院の育成方針がありますからどちらが正しいということではありませんが、医学教育というものを根本から考え直すきっかけになりました。

指導医になることで自分も成長できる

後期研修の形で入職したのですが、勤医協には数多くの研修医が集まっており、年下の若い医師たちを指導する場面が増えてくるようになり、その年度の後半にはすでに指導医的な立場になっていました。

指導医という立場で研修医と一緒にやると自分も勉強になります。人に教えるためにはまず自分自身が深く理解し、実践できるようになっていなければなりません。家庭医はすべての分野である程度の知識や技術を身につけなければならず勉強量は膨大でしたけれど、研修医と一緒に勉強するのは楽しかったですね。

レクチャーやセミナーのオファーが来ても決して断りませんでした。自信がなければ徹底して調べて勉強します。人に伝えることで自分自身に蓄積されていくのを感じましたし、新しい領域にどんどん入り込んでいるという手応えがあり、成長していることを実感しました。

5　基本的診療能力を身につける

一人の家庭医になるより10人の家庭医を育てる

自分が家庭医になったら一人の家庭医が増えるだけですが、10人の家庭医を育てれば社会に与えられる影響力は10倍になります。プライマリ・ケアや家庭医療を担う人材を増やすことは社会的にも求められていることです。これからの日本の医療のためにも初期研修医をたくさん受け入れてプライマリ・ケアを学ばせることが大事だと考えるようになりました。

2004年から初期研修が必修化され、その理念のなかに「基本的診療能力を身につける」と掲げられています(6)。それはプライマリ・ケアと共通する部分が非常に多い。親和性が高いのです。だから、総合診療や家庭医療をやっている医師が初期研修に関わることはとても大事なことだと思います。研修医の全員が家庭医になる必要はありませんが、基本的なことをしっかり学ぶ中で家庭医療や総合診療をやりたいと思う人が出てくれれば嬉しい。そして、その道を選んだ研修医がスムーズに後期研修に入れるような仕組みをしっかり整えておくことも重要だと考えます。

(6) 6臨床研修の到達目標 http://www.mhlw.go.jp/topics/bukyoku/isei/rinsyo/keii/030818b.html

ジェネラリストを経由してからスペシャリストへ

最終的にスペシャリストになるかジェネラリストになるかは本人次第ですが、スペシャリストになるにしても一度ジェネラルな基盤を身につけておいた方がいいと思います。特に大学病院では臓器別専門が重視されるので、早い時期に専門性を高めておくことが求められる場合もあります。しかし私は、先にジェネラルな世界を見ておいた方がいいと思います。私自身は脳神経外科から転向しましたが、僕の場合はその方が合っていただけのこと。中には専門を持っていることが足かせになり、ジェネラルな考え方に移行しづらい人もいるかもしれません。医学に限らずどんな分野でも、ひとつの分野を集中して学んできた人がゼロから柔軟に考え方を変えることは難しいと思います。

以前、スペシャリストとして教科書まで書いている著名な先生から聞いたのは、専門医にとって大切なのは専門領域の知識やスキルより、他の分野との境界領域であるという話です。専門領域を極めることを早まる必要はない、境界領域をしっかり見られる人の方が最終的には大事だということ。ジェネラルな基盤を持った上での専門性が重要だとその道を極めたスペシャリストが認めています。

そのためにも、初期研修の段階でプライマリ・ケアの現場を体験し、ジェネラルな立場から患者を診ていくことは非常に重要ですね。

6 TOP10にランクインした研修プログラム

必修化以前からローテートを導入

2008年から初期研修のプログラム責任者になりました。勤医協中央病院は、ほぼすべての科が揃っているうえに、内科の総合診療が55床あります。これは全国でも珍しい体制といえます。総合診療病棟があり、患者の病歴を取り、身体診察して、どう診断を付けていくかという基本的診療能力に必要なプロセスのすべてが実際に経験できる。指導するのも総合診療医ですし、非常に恵まれた環境にあると思います。もちろん総合診療医だけですべてを教えることは無理ですが、専門科の医師たちも協力してくれる体制ができ上がっているので、総合診療科を核としながら幅広い研修を実施することができます。

勤医協は、自分たちで研修医を採用し自分たちで育てていかなければならないという意識が強く、研修プログラムも独自の工夫を重ねて築き上げてきました。

勤医協中央病院の初期研修プログラムの特徴は以下の3点。①医師としての基本的な能力（病歴聴取、身体診察、診断推論、コミュニケーション能力、プロフェッショナリズムなど）を無理なく習得できるシステムが構築されている、②研修医へのフィードバックが適切になされている、③研修プログラム自体が第三者の評価を受けている。

初期研修が必修化される以前から、各科のローテート研修を導入しており、前述したように1年目から臨床の現場で経験を積むことが重視されている。

研修の最大の目的は、まだ診断のついていない人を外来で診察し、そこから考えて診断をつけてくこと。私たちの研修単元は全部で２３５項目ありますが、その半分以上は外来で、救急外来や総合外来を経験するプログラムを構築しているところが特徴です。外来研修のときは指導医がつき、指導医は自分の外来はせず指導に専念できるような体制を整えているところも大きな利点だと思います。

医師としての人格の涵養

臨床技術の習得はいわば即戦力としてのスキルの養成だ。だがそれだけでは優れた家庭医にはなれない。知識や技術のほかに「マインド」の部分も養っていく必要がある。

医師としての人格の涵養をどう教育するかというのは技術以上に重要です。ただ研修をしていれば養われるというものではありません。倫理的な問題をどう考えさせるのかという部分はデリケートで難しいのですが、必ず踏まえなければいけない問題だと思います。

私たちは「振り返り」をさせるセッションを設けることで精神的な成長を図っています。研修施設によっては後期研修で振り返りを導入しているところがありますが、私たちは初期研修から取り入れています。

どういうやり方で学ばせるのかという方法論をきちんと落とし込むことが重要です。研修医にとって重大な出来事を、絶対に非難しないという安全な環境の中で、感情面も含めて集団で振り返るというSignificant event analysis（SEA）という手法を取り入れています。このようなプロフェッショナリズム教育を導入することで人格の涵養を図っています。

こうした初期研修プログラムは2010年に発表された日本の臨床研修病院の教育環境を調べた研究で、全国トップ10にランクされた(7)。

生涯成長し続ける資質を養う

家庭医・総合診療医を育てるうえで一番重要なのが後期研修です。今もまだ試行錯誤の最中です。現在後期研修医は常時10名ほど在籍し、全国から集まっています。

後期研修で身につけてほしいと思っていることは、いかに自分自身で振り返り、自分自身で成長していけるかということ。家庭医に限らず、医学的な知識は年月が経つと古くなると言われています。専門医の資格を取った時点で学習をやめてしまうと、そこで成長がストップするどころか能力が落ちていくのです。だから、いかに落ちないようにしていくかが大事。そのためには自分が診療したことを適切に振り返り、正しく自己評価しなければなりません。一人で限界がある場合は、他の人に意見を求めることも必要でしょう。自分に足りないところを見つけて確実にそこを補っていく。

(7)
Y Tokuda et al. Educational environment of university and non-university hospitals in Japan. Int J Med Ed 2010; 1:10-14

しかもそれを生涯続けていかなければならない。医師とはそういう職業なのです。謙虚に自分を見つめ直すというメンタルな部分も重要ですが、実際に振り返ったり誰かに相談できるような機会を持ち、お互いに刺激し合い切磋琢磨できる環境を身近に用意しておくことも大切です。そういう部分を後期研修でカバーできるようシステムを構築していくことも、今後の課題のひとつです。

7 総合診療医になって本当によかった

つながりが広がり、人生が変わった

脳神経外科のスペシャリストから総合診療医へと劇的な転身を図った臺野医師だが、本人は変化のプロセスを楽しんでいるように見えた。

総合診療医になって一番変わったことは、人とのつながりが広がったことです。家

庭医や総合診療医、プライマリ・ケアの学会へ行くようになり全国に仲間ができました。同じ家庭医・総合診療医仲間だけでなく、多職種連携で関わってくる理学療法士や薬剤師、介護関係の人たちとの交流も増え、さらに医学教育に興味を持ったことからその方面の人たちともネットワークができました。自分がこれまで指導してきた研修医たちが巣立っていったその先へも広がっています。全国に同じ思いを抱いた仲間がたくさんいるというのは、まさに人生の宝ですね。

北海道で一人でも多くの家庭医を育てたい

脳神経外科医としての11年はとても充実したものでしたが、総合診療医にシフトしてからの11年間もやりがいのある日々でした。大きな方向転換ではありますが、大変だと思ったことはありません。11年前から比べると家庭医療や総合診療の認知度も上がっているし、明らかに勢いがあると思います。認知度アップにともない家庭医・総合診療医を目指す人も増えてきました。あと10年経ったらもっと変化すると思います。優秀な若手がどんどん育っているのも頼もしい限りですね。私も微力ながら、この北海道で一人でも多くの家庭医や総合診療医を育てられるように尽力したいと思います。

第 三 章
家庭医にしかできない仕事
～ Interview Part 3 ～

大学で家庭医を育てる

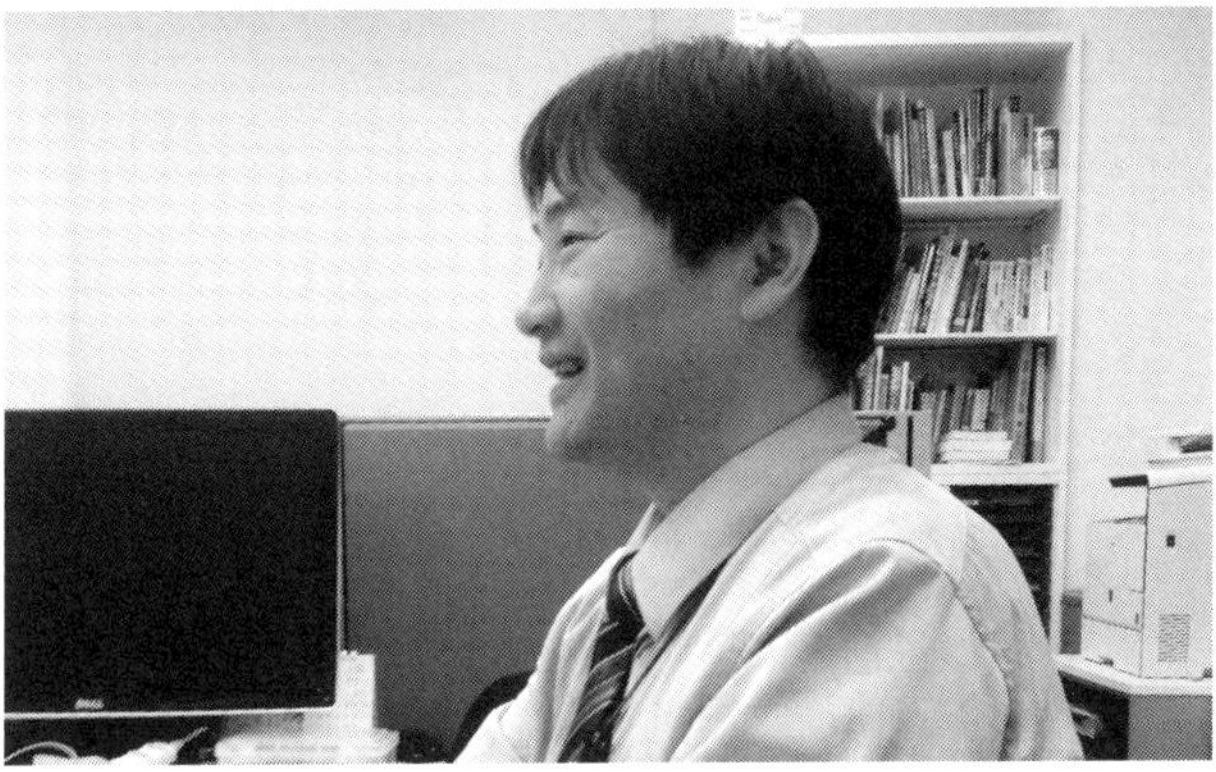

前野 哲博 Tetsuhiro Maeno

筑波大学医学医療系　地域医療教育学　教授

1991年　筑波大学卒、同年河北総合病院内科研修医
1994年　筑波大学総合医コースレジデント
1997年　川崎医科大学総合診療部
1998年　筑波メディカルセンター病院総合診療科
2000年　筑波大学附属病院卒後臨床研修部講師
2009年　筑波大学医学医療系地域医療教育学教授　附属病院総合臨床教育センター部長

1　部品を集める、そして組み立てる

部品を集めただけでは総合診療とはいえない

内科も研修した、外科も研修した、皮膚科も耳鼻科も整形外科も全部研修した。それで総合診療医ができ上がるかというと、それは違います。自動車に例えればエンジンやタイヤ、ハンドル、ギアなどの部品を揃えているだけのこと。揃えただけでは車は走らない。部品を組み立て、一台の車として機能するようにしなければ走りません。総合診療も同じで、消化器や循環器など各臓器の疾患について詳しいだけでは不十分なのです。

筑波大学医学医療系・地域医療教育学教授の前野哲博医師は、２０００年から母校筑波大学で総合診療、家庭医療、プライマリ・ケア分野の教育に携わっている。筑波大学は１９８８年、日本の国公立大学で初めて卒後臨床研修の専任教員を配置するなど、先進的な医学教育を推進している大学だ。初期研修が必修化される２００４年より2年も前から、診療科に関わらず全員がスーパーローテートを経験する独自の研修プログラムを実施してきた。家庭医である前野医師はその立ち上げに携わり、大学における家庭医療・総合診療の教育に取り組んでいる。

車の部品を組み立てる話は、前野医師が医学生たちによく聞かせる例え話だが、そのベースは学生時代から家庭医の道を模索し続けた自身の経験にある。

子どもの頃に家族ぐるみで通っていた近所のかかりつけ医が私の理想です。外科の先生だったのですが、一家全員のどんな問題にも応じてくれました。風邪をひいても足が痛くなっても、父は胆石の手術もそこで診てもらっていました。そういう医者になりたいと思っていました。

筑波大学に進学したときも、自分がなりたい医師のイメージは子どもの頃からずっと変わっていません。ところが医学部では卒業時に自分の専門としてどれかの臓器を選ばなくてはならない。自分がなりたいのは臓器専門医ではないのに、それ以外は道がない状態だったのです。

手がかりは実習先で見た在宅医療

臓器専門以外の道があることを知ったのは、医学部6年の時。東京の杉並区阿佐谷にある河北総合病院⑴での実習でのことだった。

ここは当時まだ珍しかった訪問診療や在宅医療が研修できるところで、実習で在宅医療を取ったときにこれだと思いました。そのときの印象は、病気ではなく「暮らしを診る」ということ。もし患者さんが階段で転んだと言われたら、その階段を思い浮かべられるぐらい地域に密着した医療です。そして自分の担当する診療圏に住む人の健康をすべて自分がマネジメントする、そういう医療がやりたいのだと気づきました。その頃は言語化できなくて印象だけでしたけど、今なら簡潔に言えるようになりました。それは「家庭医」です。あれから20年以上医者をやってきた今も、それはまったく変わっていません。

臓器別に分化していなかった河北総合病院

卒業当時、自分の目指す医師像へストレートにたどり着けるルートは見当たらなかったが、かかりつけ医として地域で活躍している医師はたくさんいる。プログラムなどなくてもどこかに道はあるだろう。そう考えた前野医師は初期研修先に河北総合病院を選んだ。

メインになるのは何かを考えたときに内科だと思いました。暮らしを診る医師を目

(1) 社会医療法人河北医療財団河北総合病院
http://kawakita.or.jp/

指すといっても、肺炎が診断できないとか高血圧の治療ができないというのでは話にならない。そうすると一番診療範囲が広いのは内科です。だからとりあえず内科を身につけようと考えたのです。

河北総合病院を選んだ理由は、在宅医療が経験できることと臓器ごとに分化していない病院だったこと。受け持つ患者さんは入院が決まった順です。看護師長が医者の受け持ち患者数を見て少ない人に割り当てる。しかも当時は病棟もすべて混合病棟でした。指導医の先生も生え抜きで、専門科は持っていますが広く診ることができる。臓器別に分化していないという点にとても興味がありました。

河北総合病院には3年在籍し、在宅ケアもやりながら内科の知識と技術をどんどん欲に学んでいったのですが、在宅を続けていくうちに「内科じゃない」部分が見えてきました。

内科だけじゃ足りない

前野医師が遭遇したのは、90歳の母親と70歳の娘が同居しているケースだった。

エレベーターのない4階に住んでいたのですが、訪問診療に行ったときに母親の方から「膝が痛い」と言われました。私は内科ストレート研修だったので膝は診られません。でも、膝の痛い患者さんは自力で階段を降りられないので整形外科を受診できない。そのとき、自分が内科以外の疾患も診られないと本当の在宅医療はできないと痛感しました。

今思うと、それは「まるごと診る」ということ。その場の状況にすべて対応できることが在宅医療に必要なのです。内科だけではなく整形外科、皮膚科も診る能力が必要ですし、急性期医療を診る力がなければ慢性期の診療もできないので救急もちゃんとできなければいけない。内科を幅広く診るだけでは足りないのだと気づきました。

そこで、そういう能力を身につけるため、あえてしばらく在宅医療の現場を離れることにしました。内科以外の研修はほとんど受けていなかったので、在宅に必要なことをいろいろ勉強しようと思い母校である筑波大学に戻りました。

筑波大学総合医コースでの模索

1994年、前野医師は河北総合病院での研修を終え、同期だった医師と二人で筑波大学総合医コースにレジデントとして戻った。

総合医コースは筑波大学創設時から設置されていたのですが、レジデントが所属していたことはほとんどなく実質的に自分たちが一期生みたいなものでした。戻ってはみたものの、研修プログラムも研修先もきちんと確立されていませんでした。

総合診療を学ぶためにはさまざまな診療科を回らなくてはならないのですが、総合医コースにはまったく実績がなく、研修先はすべて自分たちで交渉しなければなりません。担当教官に相談しながら自分たちで研修先を探し、交渉し、勉強させてもらう。既存の臓器専門の研修システムには当てはまらない初めてのケースでした。

放射線科を皮切りに整形外科、小児科、産婦人科と回り、ICU、外科も経験し、さらに呼吸器内科に1年間在籍。この時期の前野医師は、現在の初期研修で課せられているスーパーローテーションを自前でセッティングしたようなものだ。研修先の医師たちも前例のないプログラムに困惑し、風変わりな研修スタイルに周囲から奇異の目で見られることもあった。しかし、その信念は揺らがなかった。

子どもの頃から持ち続けていたかかりつけ医のイメージ、そして在宅をちゃんとやりたいという想い、それだけです。その頃には家庭医療や総合診療という言葉も耳にするようになりましたが、まだ概念としてしっくりくるものではありませんでした。

総合医コースでさまざまな診療科を経験したにも関わらず、家庭医療・総合診療の概念に直結しなかったのにはじつは理由がある。それが冒頭に紹介した自動車の例え話だ。

その頃の私は、おそらく部品を集めることしか頭になかったのだと思います。内科というハンドルは持っていたけどまだタイヤが足りない、ギアもない。だから、整形外科も勉強しなければ、画像診断も、救急もちゃんとできるようにならなければ……という具合に次々と部品を増やしていきました。でもまだ各部品はバラバラの状態で目の前に並んでいるだけで、部品はほぼ揃っていたのに「車」ができあがったという実感が持てなかった。車として「組み立てる」ことの重要性を教わったのは川崎医大病院(2)に行ってからです。

岡山県倉敷市にある川崎医科大学は、岡山市内にある民間病院を母体として1970年に設立された私立医科大学だ。家庭医療・総合診療・プライマリ・ケアの実践と教育では先駆的な存在で、1981年に附属病院に総合診療部を開設している。また、日本の大学で初めてオスキー（OSCE：客観的臨床能力試験）を導入したことでも有名だ。

川崎医大総合診療部では総合診療を本格的に学び、そこで初めて「あ、組み立てるんだ」と気づきました。

不思議な感覚でした。部品は揃っているけど組み立ててないから車になっていない。川崎医大ではそれが次々と組み上がっていき、一台の車になっていくのです。ようやく家庭医というキャリアの意味を心から感覚として理解できました。川崎医大に

(2) 川崎医科大学附属病院 http://www.kawasaki-m.ac.jp/hospital/

行って以降、自分のアイデンティティは揺るがなくなりました。自分のキャリアはこの方向で行くというのが固まった気がします。

医学部や初期研修ではどうしてもパーツ中心の研修に目が行きがちです。10年ぐらい経てばそういう世界があることも見えてきますが、卒業したばかりのレジデントは、それが見えない中で自分の道を決めなければなりません。だから、学生たちにはできるだけ私の経験を話すようにしています。イメージとして持ってはいたけど言葉にできなかった家庭医のアイデンティティを、今は自分の言葉で説明することができますから。

私ぐらいの年代は総合診療を本格的に目指した最初の年代なんですけど、ほとんど例外なくアイデンティティ・クライシスに陥っています。常に臓器専門のスペシャリストと比較され、知識も技術も広く浅いレベルのように思われてしまう。自分のやりたいことや必要だと思うことを追い求めてきただけなのですが、それでも周りに理解されないというのは不安になるものです。筑波大にも支えてくれた先生はいましたが、川崎医大にいると上司だけでなく同僚もみんな「そうだよね」と言ってくれる。それがすごく珍しくて感動的でした。同じ思いを共有できる仲間がいることも大きな支えとなりました。

2　家庭医へのルートを消してはならない

筑波メディカルセンター病院総合診療科の設立

１９９８年、前野医師はもう一度筑波へ戻る。赴任先は筑波メディカルセンター病院。茨城県、茨城県医師会、土浦市医師会、つくば市医師会、筑波大学が協力連携して１９８２年に設立した病院で、県南・県西地域の急性期医療を担っている。前野医師は、ここで総合診療科の立ち上げに関わることになる。

じつは、川崎医大の研修が終わったら田舎に行って診療所で在宅ケアをやろうと思っていたんです。子どもの頃からずっと思い描いていた医師像にようやくたどり着けたので。でも卒後8年経ち、後輩にも自分と同じような方向性を持っている人が何人か出てきているので、彼らのために道筋を残さなければいけないのではないかと思うようになりました。川崎医大で家庭医療の本質を教えてくださった先生方のように、自分も何かの役に立ちたいと考えたのです。

ちょうどその頃、筑波メディカルセンター病院から総合診療科創設の話が持ち上がりました。筑波メディカルセンター病院は在宅医療もやっていて、大勢の学生が実習に来ます。大学のすぐ近くで在宅を含めた総合診療を実践しながら教育に関われる。そういう拠点が筑波にあれば、家庭医や総合診療医を目指す後輩たちも学びやすいはずだと思いました。

筑波メディカルセンター病院の総合診療科に勤務していた2年半の間は、外来、救急とＩＣＵを含む病棟のほか在宅医療と緩和ケアも同時に受け持っていました。ＩＣＵの患者を担当しながら在宅にも行き、車で20キロ離れたところまで行って患者を看取ったりしました。本当にいろんなことを同時にやっていましたが、それが家庭医のアイデンティティだと思っていたので、つらいと思ったことはありません。あえて在宅から離れていた4年間の経験が、ここで一気に花開いたような感じです。川崎医大で組み立てたものを筑波メディカルセンター病院で存分に発揮することができました。この時期は本当に充実していましたね。

かつておばあさんの膝の痛みに応えられなかった若きレジデントはもういない。内科系も外科系も、急性期も慢性期も、子どももお年寄りもすべて網羅しながら、医療を「場」としてとらえるオールラウンドな家庭医として実践と教育に飛び回る。自ら切り拓いた道はそのまま後輩たちの道しるべとなっていた。

大学病院は家庭医療に向かない

筑波メディカルセンター病院と筑波大学附属病院は徒歩3分の距離にあるが、大学病院ではなく市中病院である筑波メディカルセンター病院に総合診療科を立ち上げたことには大きな意味がある。

大学病院は特定機能病院なので、それ自体が家庭医療とは相容れないものがあります。大学病院は「かかりつけ」になってはいけない病院。「困ったことはなんでも相談」してはいけないところなのです。大学病院は高度な医療を必要としている人が紹介されて受診し、それを治療して地域に戻すことに徹した方が貢献度が高い。そこにプライオリティがあるわけです。家庭医療はそういうスタイルには合いません。地域の社会的背景や地域を把握し、長期的・継続的に関わることが家庭医療の本質ですから。その一方で、大学病院は医学部の教育病院でもあるわけで、大学病院が家庭医を育てる環境を持っていないことは日本の医学教育が抱える問題のひとつではないかと思います。

3　大学に家庭医がいることの意味

大学に総合診療の足がかりを残す

筑波メディカルセンター病院総合診療科で2年半を過ごした後、今度は筑波大学の講師として卒後臨床研修部で働かないかというお誘いを受け(3)、異動することになりました。筑波大学では1988年から専任教員を配置し、卒後研修のコーディネートやプログラムの立案・改善、研修医のサポートなどを行っています。

異動を決意した背景には、大学で家庭医療・総合診療の教育に関わりたいという気持ちもありました。筑波メディカルセンター病院での教育も大学とのパイプが確保されていたから実現できた部分が少なくありません。今でも「いずれは在宅医」という思いがありますけど、筑波大学で家庭医療を学びたいと望む学生にちゃんと道を残しておきたい、そういう気持ちで引き受けることにしました。

(3)　2000年から筑波大学附属病院に所属

臨床の基本的な教育は家庭医がやるほうがいい

卒後臨床研修部では2004年の初期研修必修化を見すえ、2002年から新しい研修プログラムを導入。前野医師はその準備と実施のリーダーを務めるなかで、じつは家庭医が臨床教育に向いていることが分かってきたという。

卒後臨床研修全般を扱う仕事であり、家庭医としての診療業務ではないので異動には迷いもあったのですが、実際に働いてみると、家庭医が医学教育に関わることの重要性に気づくことができました。

例えば、医学生は全身をくまなく診察する能力を学ぶ必要がありますが、これは何科の先生から教えたらいいのか。やっぱり、家庭医がベストですよね。当時は医学教育が大きく変わろうとしている時期でもあり、内科学や外科学のような学問分野別の積み上げだけでなく医療面接やコミュニケーションスキルなどの教育も重視されるようになりました。私は、当時の教員には珍しく模擬患者参加型コミュニケーション教育やオスキーなども川崎医大で経験があったので、卒前教育でもそういう部分を任されるようになってきました。

私としては臨床研修の業務は仕事としてそれなりにこなして、残りの時間は家庭医療を広げる仕事をしようと思って大学に移ったのですが、いつの間にか臨床教育に関わる機会が増えていきました。今、私自身が家庭医として診療する時間は週1日と少ないのですが、今の仕事は、実は家庭医が担うべき仕事のひとつではないかと思っています。

4　大学が教育資源を地域に提供する

教育を通した地域貢献

前野医師のインタビューでは、一貫して「在宅をやりたい」「自分の理想の医師像は子どもの頃から変わらない」と言いつつも、じつはその対極とも言える大学で15年以上も医学教育に携わっていることが非常に印象的だった。自分の目標を一時棚上げしてでも教育に注力し続ける、その原動力は何だろうか。

キーワードは「教育を通した地域貢献」です。家庭医としてとても意義のあることだし、やりがいを感じます。そう思うようになるにはいくつかのターニングポイントがありました。最初は2006年、地域医療研修ステーション(4)を立ち上げたことでした。大学が教育資源を地域に提供するというスキームを構築したのです。

家庭医に限らず、地域で活躍できる医師を育てるには大学の中だけでは難しく、地域の現場で教育することを考えていく必要があります。一方、地域の医療機関は教育のための人的資源も資金も豊富にあるわけではありません。そこで、大学が地域に教員を派遣し、地域というフィールドを使って教育する枠組みを考えました。

2006年に設置された地域医療研修ステーションは、茨城県が年間2000万円出資し、筑波大学附属病院がその予算で3人の指導医を採用。指導医は週の半分を地域の診療所で家庭医療を実践しながら学生を指導し、残りの半分は大学で家庭医療や総合医療を教えるというものだ。

この仕組みにはいろいろメリットがあって、ステーションに指定された地域の診療所は人件費を拠出することなく医師を確保することができます。その代わりにたくさんの学生を引き受けて教育をするのです。現在、他の大学で行われている地域の診療所実習の大半は大学側からただお願いしているだけで、診療所側は善意で引き受けています。そうなると現場が忙しければどうしても教育にまで手が回らなくなる場合も出てきます。しかし、我々のように大学側が医師も派遣してマンパワーも教育のノウハウも提供したうえで実習をお願いすれば、診療所での教育は格段に充実しますし、

(4) 地域医療教育ステーション
2015年は大和クリニック、大森医院、利根町国保診療所、笠間市立病院の4カ所に設置。

教育に対して責任が出てくるので内容の濃い実習・研修が行えます。

自治体の協力が得られたことも大きかったですね。茨城県は人口10万人当たりの医師数が全国ワースト2(5)であり、県内の医師偏在も問題視されています。このような状況下において、将来地域で活躍する人材養成のために予算を出してくれた県には本当に感謝しています。地域医療研修ステーションの構図は、地域に教育フィールドを求める大学、医師を確保したい診療所、医師不足や偏在を改善したい自治体の三者の思惑を上手く合致できたことが成功のカギだったと思います。

(5) 厚生労働省都道府県(従業地)別にみた人口10万対医師数(2012)

5　地域医療教育センターの展開

市中病院を大学のサテライトキャンパスに

さらに2009年、二つ目のターニングポイントとなる地域医療教育センターが水戸協同病院(6)に開設された。

(6) 筑波大学付属病院水戸地域医療教育センター
茨城県厚生連総合病院
水戸協同病院
http://www.mitokyodo-hp.jp/

2009年、地域医療研修ステーションの病院版である地域医療教育センターを水戸協同病院に設置する取り組みがスタートしました。水戸協同病院が大学に人件費と研究費も含めた教育経費を寄附します。大学病院ではその資金を使って教員を採用し、水戸協同病院に派遣します。つまり、水戸協同病院には筑波大学の教授が常勤していることになります。教員は全国から公募し、総合診療科の初代教授は徳田安春先生が務めて下さいました(7)。

水戸地域医療教育センターは、筑波大学が民間病院内に設置したサテライトキャンパスと位置づけられている。高次医療と専門教育を担う筑波大学の教員が、市中病院として一次・二次医療を支えている水戸協同病院で地域が必要としているプライマリ・ケアを展開し、同時にそれを医学生、研修医に実践的に教育する。全国にも例のない試みだった。前野医師は、大学側の窓口としてこのセンター構想の実現に関わった。

大学病院の側面を持ちつつ附属病院とは違う教育フィールドを有するということは、地域医療を教育するうえで非常に有効です。教員数が増やせるので大学としても人材が活かせるし、こういった先生方が大学で授業を持つことで地域医療の現状をダイレクトに学生に伝えることもできます。筑波大学のサテライトキャンパスとして教員が働く場を市中病院につくるというのはとても画期的なアイディアでした。

(7) 徳田安春《とくだ やすはる》 地域医療機能推進機構本部総合診療教育チームリーダー。1988年琉球大医学部卒。2009年~2014年筑波大学附属水戸地域医療教育センター教授。

水戸市で一番救急を受け入れる病院

水戸地域医療教育センターの取り組みは驚くべき結果をもたらしました。水戸協同病院は水戸駅から歩いていける非常に立地のいいところにある400床の病院ですが、2008年に医師数が22人にまで減ってしまい、内科医がたった3人という状況でした。ところが、センター開設後から続々と医師が集まり2014年には100人を突破（研修医を含む）。慢性的な医師不足にあえいでいた茨城県で、わずか数年で医師数が約5倍に増えたのです。

水戸協同病院をフィールドに圧倒的な教育環境を提供することにより、全国から若手医師が学びに来るようになりました。このうち総合診療科に医者が30人ほどいます（研修医含む）。これほどの数を揃えているのは全国でも少ないと思います。

救急車搬送の年間受け入れ台数も急激に伸び、センター導入前の1537台（2008年）に対し、2013年には4000台を越え、2010年以降は水戸市内1位を維持しています(8)。センターの導入は水戸市の医療を飛躍的に向上させ、病院も医師の確保と経営の安定化を実現しました。

(8) http://www.mitokyodo-hp.jp/center/?page_id=2

全国に広がる水戸モデル

現在、筑波大学では水戸協同病院と同様の仕組みを持った地域医療教育センター・ステーションを13カ所展開し、すべての科を合わせると60人以上の医師が教員として地域で働いています。提携先はいずれも茨城県内の医療機関で、幅広い診療科でプライマリ・ケアにおける教育環境とキャリア支援体制を築いています。ちなみに、2014年度の研修医マッチングで、筑波大学病院は85名と全国3位でした。1位と2位は東京の大学病院なので、地方の大学病院としては全国トップの実績です。研修医になぜ筑波を選んだのか聞いてみると、最も多い答えの一つが「いろいろな病院を回れて、しっかり教えてもらえるから」。つまり、このモデルは研修医の確保にも大きく貢献しているといえます。

地域できちんと学べるというのは総合診療医だけでなく内科や外科などの他の診療科でも非常に大事なことです。この構想は、地域の病院にとってもメリットがあるから教育経費が負担できる。そして大学がその教育能力を地域に還元することによって新たな付加価値を生み、教育力を高めることで全国から医者を集め、それを地域に派遣することで地域の医療が良くなれば、さらに大学に教育経費が提供されるという好循環が生まれます。そして、若い医師は大学病院と教育の行き届いた地域の医療機関を行ったり来たりしながらバランス良く腕を磨いていく。このような大学－地域循環モデルの先駆けとして２００９年に水戸協同病院で始まったこの仕組みは、今では「水戸モデル」として全国的に注目されるようになりました。

これは、大学病院で家庭医療を教育するのは難しい、というところから始まった枠組みでもあります。ぜひこのモデルをいろいろな大学で活かしてほしいですね。このような大学－地域循環モデルを活用して全国でいい医者が育つ、それが今の自分のやりがいのひとつです。

6　医学部卒業のすべての学生に家庭医マインドを

北茨城市に誕生した新たなクリニック

大学－地域循環モデルの新たな展開として、２０１５年春、北茨城市に新たなクリニックを開設。北茨城市は福島県との県境にあり、人口10万当たりの医師数が83人と、全国平均の約３分の１、全国ワースト２位である茨城県と医師数を比べても約半数という医師不足の顕著な地域です。ここに、市で3億円の予算を計上し、北茨城市家庭医療センターを開設。筑波大学と連携して県北エリアの家庭医療の拠点とする計画です。

このクリニックは家庭医療の教育に重点を置いた施設です。教育指導用ブースや学生の宿泊施設、カンファレンスルーム、テレビ会議システムなどを整えています。私は、ここに純粋に家庭医を育てる理想的な環境を作りたいと提案しました。それが実現すれば「家庭医療と言えば北茨城」ということで医者が集まる。集まった人材は結果的に地元である北茨城の地域医療に貢献してくれるはずです。

同センターでは外来診療から在宅医療、へき地巡回診療、地域保健活動、ヘルスプロモーション、学校医、近隣の診療所・病院や介護福祉施設との連携など家庭医が担うべき医療を展開するとともに、そのフィールドと充実した教育機能を活かした人材養成に取り組んでいく。

地域で育て、やがて全国へ羽ばたく

医学部の入学試験には地域枠というものがあり、受験者をその大学が置かれている県の高校の出身者に限定したり、卒業後の一定期間は勤務地を県内に限定するなどの条件を付けた入試を行っている。医師不足に悩む都道府県の多くで導入されている制度だ。

茨城県では比較的多くの地域枠を持ち、1学年40人以上が地域枠で入学しています。地域枠の人はずっと地元にいてくれるのが前提ですから、その人たちにいい家庭医になってもらうことは地域の医療のために非常に重要だと考えています。もちろん、地域枠以外の筑波大学の卒業生や、全国から研修に来てくれる人も大歓迎です。その中にはいずれ茨城を去る人も出るでしょうけど、また下の世代が入ってくればいいわけで、すべてのレジデントをずっと筑波に引き留めるつもりはありません。大学のモデルとしてこういう教育体制を筑波に築き、ここで高い教育を受けて育った指導医が全国に広がるのはむしろ望むところで、それこそが大学の社会貢献だと思っています。今度北茨城に誕生するセンターを教育拠点に特化するのも、教育がしっかりした大学が全面的にバックアップすることで地域の現場で学問的背景のある家庭医養成をしっかりと打ち出す。良い医師が来てくれる地域もハッピー、若手医師も良い家庭医になれてハッピー、そういうモデルを確立して全国に広めたいと思っています。

筑波大学総合診療科が目指すものは「教育を通した地域医療貢献」であり、その一番の特徴は「教育で人を集める」というコンセプトなのです。

地域医療教育学は家庭医の仕事

「教育を通した地域医療貢献」は、わたし自身に家庭医というベースがあるからできることだと思います。これもまた、「家庭医じゃないとできない家庭医ではないキャリア」ともいえます。学生にもよく話すのですが、家庭医にはすごくたくさんのキャリアがあります。代表的なのは診療所で働く家庭医ですが、地域の病院で働く総合診療医、ジェネラルマインドを持った臓器専門医、地域医療が分かる救急医などもあり得ます。行政職や管理職・経営者など医師以外の職務でも臨床や地域医療を熟知している人材として活躍できるでしょう。大学での医学教育や研究もそのうちのひとつです。

仕掛けの大きな教育ができることも大学の面白さです。100人単位の学生を相手にするので、家庭医のエリートを育てるというだけではなく、筑波大の卒業生全員に家庭医マインドを植え付けたいですね。将来外科医や放射線科医になりたいという人も地域の病院や診療所へ行く機会があるはずですし、患者さんはそこから紹介され、そこに戻っていくわけですから、すべての医師が家庭医療や地域医療のベースを持つことは重要です。すべての学生が家庭医のマインドを持ち、幅広い裾野の中から自分のキャリアを選んでほしいと思います。

それから、研究にも力を入れていきたいと思っています。研究そのものの重要性はもちろんですが、「研究するプロセス」自体が医師としての能力の向上につながることをぜひ多くの人に知っていただきたいですね。大学というアカデミアで働く立場として、その機会を広く地域の家庭医に提供していきたいと思っています。

全国トップクラスの総合診療科を持つ大学

筑波大学に総合診療科が部門として設置されたのが２００２年です。それ以来、筑波に総合診療を何とか根づかせようとがむしゃらに走ってきました。大学病院の我々の医局に所属する総合診療医も最初は10人くらいでしたがここ数年急激に増え、今は60人を越える人数がいます。そのうち、日本プライマリ・ケア連合学会認定の専門医を持っている人が24名います。ちなみに、専門医数は過去に在籍していた人を含めると40名になります。全国の専門医数が４５０名ちょっとですから、こんなにいるところは他にはそれほど多くないんじゃないでしょうか。

総合診療専門医が19番目の専門医に認定されることは、家庭医療・総合診療にとって大きな追い風になるでしょう。私がレジデントをやっていた頃は自分で扇風機を回さなければなりませんでしたが、今は風が吹いているので凧を上げればいい。でも上手に風を捕まえないと高く昇れない危険性もあるので、いい方向に上昇していけるよう気を緩めずに改善を重ねていきたいですね。

大学で家庭医を育てるには教育のフィールドを地域に求めなければならない、という考えから生まれた地域医療教育センターのモデルは、気がつけば筑波大学の総合診療を日本トップクラスに押し上げていた。

筑波大学の取り組みは、大学での家庭医育成のひとつのモデルになると思います。全国の大学でもこの仕組みがどんどん広がっていくといいですね。

7　家庭医療が発展しなければ日本の将来はない

地域医療教育センターの取り組みはモデルケースとなって全国的な広がりを見せている。筑波における前野医師の役目も一段落かと思いきや、すでに次のステップへ歩みを進めていた。

ノンテクニカルスキルを養う教育

筑波大学では、文部科学省未来医療研究人材養成拠点育成事業の「リサーチマインドを持った総合診療医」に採択された「次世代の地域医療を担うリーダーの養成」を推進しています。私は、この中で特に総合診療医に必要なスキルとしてコミュニケーションやチームワーク、リーダーシップといった「ノンテクニカルスキル」を重視したいと思っています。

家庭医は患者さんへの直接的な医学的診療だけではなく、組織やチームをマネジメントする能力が非常に大事です。従来、医師のマネジメント能力や業務改善能力を養成する教育プログラムはありませんでした。多職種連携などの現場では最も必要とされるスキルなのですが、医師本人が経験的に学んだスキルで対応しているのが現状です。

私が今取り組んでいるのは、民間企業が行っているような管理者研修やリーダー研修のようなものの医療版の開発です。家庭医に必要なノンテクニカルスキルをまとめた教育セットのようなものを目指しています。私自身もそういう教育を受けたことはないのですごく勉強になりますね。3年後にはプロダクトとして完成させたいと思っています。

医師不足を解消するスキルミックス

もうひとつ、前野医師が特に力を入れているのが多職種連携をさらに進化させた形のスキルミックスである。藤沼医師（第一章参照）でも触れたが、医師一人が担ってきた部分を看護師や他のコメディカルに部分的に権限委譲する考えだ。前野医師のプランでは理念や制度のみならずＩＴ機器などのツールが重要な役割を果たす。

この考えのベースには医師不足の問題があります。日本全国の医師の総数は増えていると言っても問題を解決するには至らず、相変わらず全国各地で医師不足・偏在の問題が深刻化しています。ある地域で多数の医師を確保できたということは、他の地域の医師が減っているということで、限られたパイを奪い合っても問題は解決しません。

では、どうすればみんなが幸せになれるのか。可能性があるのは新たな多職種連携のスタイルであるスキルミックスを普及させることだと思います。例を挙げると、薬局の薬剤師に私たちが医学生に行っているのと同じような教育をして、臨床推論を意識した患者の病歴が取れるようにします。薬局に家庭医のレジデントに相当するぐらいのスキルを持つ薬剤師を置けば初期段階の症候診断ができ、医師の業務削減に大きく役立ちます。スキルミックスは、医師免許を持たない人にどこまで対応を許すのかという点が懸念されていますが、医師が最終決断すれば問題はないと思います。薬局の薬剤師から担当の医師へ「先生、この人肺炎だと思うので診てもらえますか？」と伝えればいい。その人が一人で判断して診療を完結させるには法律を変えなければなりませんが、診断名を予測して提案するだけなら問題はないはず。最終的な判断は医師に委ねればいいのです。

前野医師は、医師以外の職種に症候診断を教える仕組みづくりを考えているという。医師と看護師または事務職員の間でのスキルミックスは一部導入されているが、薬剤師などへも広げた考え方は斬新だ。近年は「かかりつけ薬局」も増えてきており、薬局がプライマリ・ケアの入り口を担うことは可能かもしれない。ただし、その場合は薬局側が薬剤師やスタッフの役割とスキルを向上させる努力が求められる。

そこをフォローするためのツールの開発も進めています。いわゆる電子問診票で、タブレット端末などを使って病歴を取っていくものです。主訴によって質問の順番や内容が変わり、全部打ち込むと電子カルテに流し込めるようなアプリケーションを開発中です。薬剤師が病歴を取れるようになれば、医師も看護師も負担が軽減されるし、規模の小さな病院や診療所での人手不足も解決できるのではないかと考えています。

医師を増やすことで医師不足を解決するのではなく、今ある人的資源を活用してカバーできる領域を拡大する。そのためのトレーニングプログラムやデバイスを開発し普及させることが、大学人である今の私のテーマです。

家庭医の発展を目指して

小学生の頃から思い描いていた医師像を求めて道なき道を切り拓き、その経験や哲学を大学での家庭医育成と地域医療の発展に注ぎ込んできた前野医師。今でこそ患者に向き合う時間は少ないが、その存在は紛れもなく家庭医だ。インタビューの間にも何度となく「いつかフラリと田舎へ移って診療所を開くかも」と胸の内を吐露するが、まだしばらくは体が空きそうにない。

税金で支えられている国立大学の教育研究機能を使っているのですから、知的財産を地域に還元し人々の幸せに貢献するのは当然のことです。現場の医療とはまた違うやりがいがあるので、朝から晩までどっぷり在宅というのはちょっと先送りにしてもいいかなと思っています。

前野医師が筑波大学で行っているさまざまな取り組みは家庭医療・総合診療に限ったことではなく、プライマリ・ケア全体にとっても非常に画期的で、将来の希望につながっていることが感じられる。患者一人ひとりに密接に関わり、地域で家庭医療を実践するだけが家庭医の仕事ではないことがよくわかる。

すべての家庭医が家庭医療の発展のために協力しなければ日本に将来はないと思っています。しかし、現役の家庭医はなかなか大学にいないんです。地域や現場が活躍のフィールドですから。ほとんどの家庭医は後進を育てることには熱心ですが、教育や研究など何かのプラスアルファがないとなかなか大学には居続けられません。大学側も、既存の価値観の中で家庭医のポジションをつくるのが難しい。そこを打ち破るのに自分の今の仕事が少しでも役に立つと嬉しいですね。大学の中で、家庭医らしくないけど家庭医にしかできないことをやっている、その前例のひとつとして次の世代に活かせればいいなと思っています。

第四章

プライマリ・ケアと家庭医のこれから

〜 対 談 〜

日本の医療を支える力に

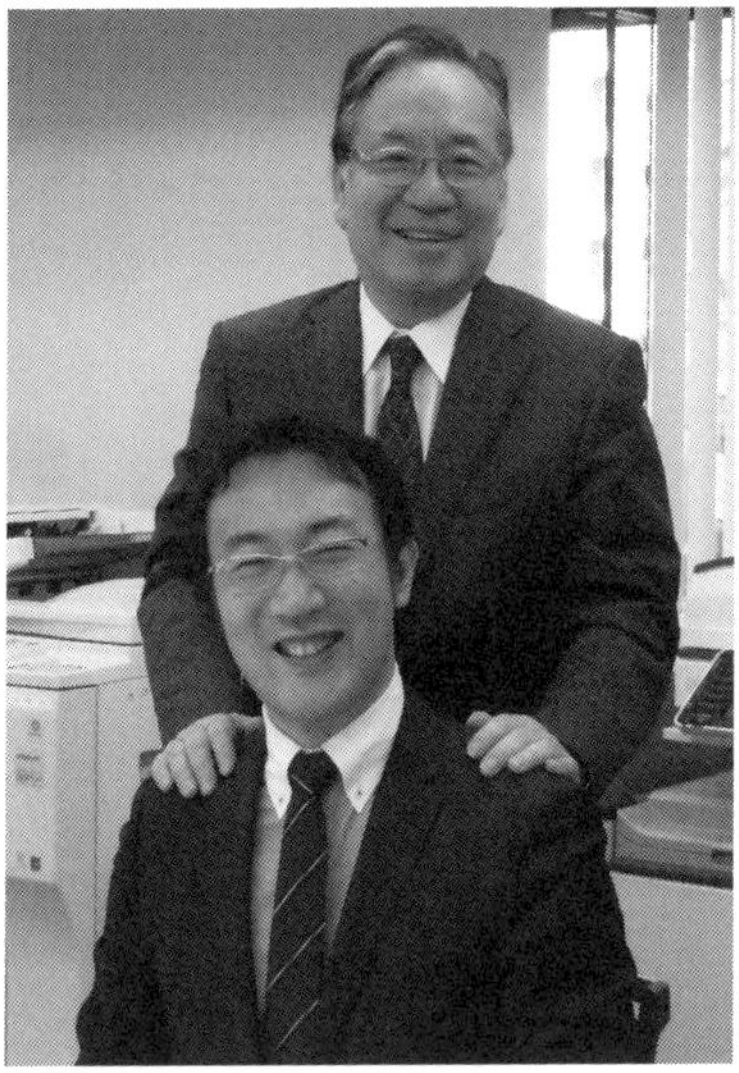

丸山 泉 Izumi Maruyama

日本プライマリ・ケア連合学会　理事長

医療法人豊泉会理事長

草場 鉄周 Tesshu Kusaba

日本プライマリ・ケア連合学会　副理事長

医療法人北海道家庭医療学センター理事長

1　プライマリ・ケアの強化に注力

専門領域として認知されることのインパクト

——厚生労働省の「専門医の在り方に関する検討会」において平成29（2017）年度から19番目の専門医として「総合診療専門医」の開始が掲げられましたが、日本プライマリ・ケア連合学会としてはこれについてどのように受け止めていますか。

丸山　まず申し上げたいのは、総合診療専門医がプライマリ・ケア全体を表しているのではないということです。重要な転換点とはなりえますが、これがすべてではありません。

本学会では、これまでも学会独自に「家庭医療専門医」の認定を行ってきました。その趣旨は検討会の報告書にある総合診療専門医の位置づけとほぼ同等であり、私たちが養成してきた家庭医の能力が日本の専門医の基本領域のひとつとして認められようとしていることは、非常に大きな一歩であると考えます。

また、日本のプライマリ・ケアは病院と診療所双方で担っています。実際、私共の学会の家庭医療専門医の働く場も病院と診療所です。新たに確立されようとしている総合診療医もその活動の場は病院と診療所の両方を想定しています。私が家庭医と言う場合には、仕事の場は病院と診療所を想定したものです。これから病院においてのプライマリ・ケアを担う医師も、その濃度の違いはあるでしょうが、家庭医療学を意識することが大切だと考えているからです。

しかし、それが日本のプライマリ・ケア全体を動かすものであるかというと、そうではありません。学会全体の活動からすると1割程度。残りの9割は依然として変わらず、当学会の進むべき方向性が大きく揺らぐことはありません。

我々の活動の中心にあるのは、日本におけるプライマリ・ケアの強化、これに尽きます。強化のためには家庭医の育成以外にも研究活動や論文発表、実践・教育の場の拡大、研修プログラムの高度化など幅広い活動が必要であり、それらすべてを学会が中心となって推進していかねばなりません。プライマリ・ケアの強化という大きな概念でとらえた時、それをインテグレイテッドに進められる組織は本学会以外にないと考えています。もちろん他の学会でもさまざまな取り組みが行われていますが、我々は家庭医療と病院総合診療をコアとして総合的に取り組んできた自負があり、これからもやり続ける所存です。

草場　今回は日本の医療制度を劇的に改革する発想ではなく、まず家庭医療・総合診療と呼ばれるものにはスペシャリティがあることを明示した点が大きいと思います。今までは「専門性はない」ことが前提になっていましたから。一気に日本全国へ広まるような話ではありませんが、「総合診療医」という名前が正式に認められ、基本領域のひとつに加わるのは、百数十年に及ぶ日本の医療の歴史の中でも初めてのことではないでしょうか。

丸山　名称があるかないかで今後の展開が大きく変わりますね。本編のインタビューに登場する5人の先生方をはじめとする初期の家庭医は、「名前のない医師像」に挑戦してきた人たちです。理解のない中で実例を示し、ひとつの領域を切り拓いてきた。これからはその領域を進化発展させていく時代です。基本領域の一つに加わってからの発展は格段にスピードアップできるでしょう。私の立ち位置は、「19番目の専門医です」ときちんと言えることからすべてが変わっていくと思います。

選ぶのは国民の側

―― これまで実質的にプライマリ・ケアを担ってきたのはいわゆる「かかりつけ医」と呼ばれる内科・外科系の開業医や地域病院の医師たちです。家庭医が19番目の専門医として認定された後も家庭医と開業専門医は混在し続けることが考えられますが、その中で家庭医の特徴やメリットをどのようにアピールしていくのでしょうか。

丸山　これまで地域のかかりつけ医がプライマリ・ケアの大部分を支えてきたことは紛れもない事実です。しかし、超高齢化など社会が大きく変化している現代、今までと同じプライマリ・ケアのやり方では対応しきれない部分が出ている。そこを先頭に立って変えていくのが家庭医であり、そのためには、国民が家庭医とかかりつけ医の違いを理解できるようにすることが私たちの役目だと思っています。そこが一番のポイントであり、最も努力している部分でもあります。

医療側からアピールするのは簡単です。同じことをやっているから同じものですと言ってしまうこともできますし、違うものですから違うとも言えます。それを判断するのは国民でなければなりません。例えば、２０１７年に総合診療専門医の研修が始まり、それが10年間続いたとします。10年後に相当な数の総合診療専門医が存在した場合、その医師たちを国民がどう見るか。かかりつけ医と総合診療専門医の違いがはっきり見えているのか、あるいはかかりつけ医が総合診療専門医に限りなく近づいて一体化したものになるのか。いや、かかりつけ医でよかったと言われるのか。いずれにしろそこにあるのが信頼すべき地域の医療者の姿であれば、我々がやってきたことは報われたといえるでしょう。

最終的な判断は国民に委ねるとしても、医師の育成は短期間にはできませんので先行してやっておく必要があります。その際の明確な目標あるいは象徴的な存在として、プライマリ・ケアに必要な医師像とはこういうものだと、今のうちから掲げておくことが重要だと思います。

2　日本の医療が抱える問題

かかりつけ医の限界

――超高齢化時代に突入し、日本の医療制度にはいろいろなひずみや歪みが見え始めています。家庭医はこうした状況にどう対応していくのでしょうか。

草場　丸山先生が先ほどおっしゃったように現場で日常的にプライマリ・ケアに携わっている先生方はたくさんいらっしゃいますが、それは先生自身の努力や経験によって培われたノウハウです。今まではそれで十分機能していたけれど、社会情勢が変わりつつある中で在宅や地域医療などのニーズが多様となり増えてくると、医師個人の努力に頼るだけでは支え切れなくなっていくでしょう。

丸山　プライマリ・ケアの概念は非常に幅広く、プライマリ・ヘルスケアとほぼ近似的に考えられるようになっています。また、プライマリ・

ケアを独占的に総合診療専門医が担うという話では全くありません。多職種連携による地域全体の保健医療福祉を考える必要があります。だからこそ、プライマリ・ケアの幹の部分に、我々が育成しているような家庭医的なマインドがないと立ちゆかなくなるのではないかと考えています。

社会構造の変化とその対応

——かかりつけ医だけでは立ちゆかなくなる理由にはどんなものがあげられますか。

丸山　第一に人口の問題です。高齢者が増えると同時に都市部と地方との人口の偏在が進みます。これは介護の担い手不足にもつながります。さらに人口の変化が激しい時代になってくると考えられます。今までのような緩やかな変化ではなくドラスティックに変化するでしょう。

例えば、10年後に東北のA市の人口が急激に減るが、関東のB地区では一時的に人口が増える。しかしそのB地区もしばらくすると急激に人口が減るといった具合です。さらに老年人口の比率とともに若者や子どもの人口も変わってきます。日本全体が劇的な人口変化の時代に突入するのです。

医療の面では疾病構造の変化があげられます。高齢化により多疾病の患者さんや認知症が増えます。疾病の後遺症をはじめ、さまざまな理由で病院へのフィジカルなアクセスが困難な方々が増え、在宅医療のニーズが急増することが予想されます。

さらに多様性の問題も顕著になると思います。つまり、地域のニーズが今までのように全国一律ではなくなるということです。東北のA市と東京のB地区ではニーズがまったく違う場合もあり、どちらにも対応できるような柔軟な医療のシフトを敷く必要があります。

もうひとつ忘れてはならないのは、格差の問題です。日本社会においては確実に格差が広まっています。お気づきになっていない方が多いのですが、近年は子どもの貧困率が非常に高まっています。世界的に見ても高いと言われている。少子化は格差を加速すると考えられるので、富の得られる層と得られない層とに二極化していくと思います。しかも富の集中する層は少数です。そのような社会構造のもとでは、今の医療制度は格差の谷間に落ち込んだ人を救うことが難しい。福祉や医療保護などの仕組みもありますが、おそらくそれでは支え切れないだろうと思います。なぜなら、福祉的介入には財源が必要です。一部の人たちは裕福でも大半の人々は中流以下になる可能性もあり、福祉介入の財源は莫大になるわけです。現在の日本にそこまでの財政基盤はありません。介入の必要な人々が少数ならまかなえたが、大多数になってくるとまかなえない。そういう格差社会が出現した場合、医療面での対応を誰がどのように担うのか？　そこが非常に深刻な問題になってくると予想されます。

①人口構造、②疾病構造、③社会多様性、④格差社会。この４つの問題は従来の日本の医療システムでは対応しきれず、包括的な視点に立った改革が必要になります。

草場　これらの問題はプライマリ・ケアの在り方に直結しています。お金がなくて病院に行けない、一人では外出できないのに病院へ連れて行ってくれる人がいない、病気や認知症などが悪化しているが誰も気づいてくれない、そういった理由で自ら病院に来られない人たちが増えている。これは今後急速に顕在化してくる問題ではないかと思います。

丸山　現在の医療は、病院や診療所に来た人を診ている。来た人を分け隔てなく診ることで「平等に診ている」と判断しているわけです。在宅医療も依頼があった人のみを診ています。来られない人、依頼できない人をこちらから診に行くところまではできていません。そういう事態にどう対処するかを考えると、やはり従来のかかりつけ医を越えたプライマリ・ケアの在り方を構築していかなくてはならないと思います。プライマリ・ケアを担う医師は「地域を診る」「地域の医療的課題を探す」という家庭医のマインドも兼ね備えていることが必要だと強く感じます。

3　地域に出て行く医師たち

診療所で待つだけでなく自ら地域へ

――医師の所へ来る人だけではなく、地域全体でどういう人がどういう生活をしているのかを知る必要があるということですね。

丸山　それが地域を見る目です。私は「地域のFacts（事実・現実）を見る」と言っているのですが、地域の中にどのような健康問題があるかを把握することです。現状では、そういう事実が表に出てこないことが多く、医療問題として認識されることもほとんどありません。本当は医療者の仕事として扱うべきなのですが、医療ソーシャルワーカーや保健師、薬剤師など専門職ごとにケアが分断されてしまい、全体を統括できる立場の人がいない。これを医療として統合（インテグレイト）するのはやはり家庭医の役割だと思います。

私たちが育成している家庭医は、地域全般に目を配り多様なケアの在り方をインテグレイテッドにまとめる視点や手法をしっかり教育されています。もちろん、今までも地域のプライマリ・ケアを担ってきた方々の中にもそういう意識を持ち、尽力されてきた方はたくさんいます。しかし、全体から見ればまだまだ少数です。

ですから、その部分をいかに教育するかが大事だと感じています。莫大な財源を投じて介護福祉制度を整えることも重要ですが、地域に密着したところでコーディネーター的なマインドを持つ医師を地道に養成していく。例えば、市役所に赴いてこういう問題に対応してほしいと主張することができる、あるいは医師会などで積極的に問題提起する、そういう医師を育てるべきだというのが我々の考えです。

草場　家庭医や総合診療医を、地域の問題に多面的に関わることができる専門医として位置づけることが重要ですね。誰かがたまたまコーディネーター的存在を引き受けるのではなく、どの地域にも必ずそういう機能を果たせるような医師を育成し配置していくこと。そのためのトレーニングを意識的に行っていくことが求められます。これから家庭医を目指す人にも必須の教育プログラムとして提供していきたいと思います。

4　世界の手本にならなければいけない

医療職の国際標準化

丸山　一方で課題になっているのが医師を含めた医療職の国際標準化です。先ほど述べた4つの問題に加え、国際標準への対応も家庭医育成のキーワードになると思います。これからの時代は人材のリソースを国際的に有効活用していかなければなりません。そういう意味でも、家庭医をより高い視点から捉え、世界に通用するような教育レベルを達成することが求められます。

草場　そうですね。わが国の高齢化は世界でも例のない事態ですが、それはいずれ韓国や中国などのアジア諸国でも起こりうることです。日本がこれほどの社会構造の変化をどう乗り越えて行くのか世界が注目しており、日本はそのお手本にならなければいけない。私たちが育成する家庭医は、いずれ世界の高齢化を支える家庭医でもあるのです。

丸山　2025年問題のために、新しいジャンルとしての総合診療専門医を確立することは当面の急務ですが、2025年問題のためだけに総合医療専門医というリソースを消費することは避けるべきです。2025年問題が過ぎた後も、日本の医学教育の中で育った家庭医マインドを持つ総合診療医が国際社会を支える人的リソースとして認められていくことが重要だと思います。

草場　国際標準に適応した教育プログラムの枠組みを作ることと、それを展開できる指導医の育成に力を注いでいきたいですね。本学会は長年家庭医の養成で実績を重ねてきましたが、まだその数は500人弱です。しかしそこには世界で家庭医療を学んだり、日本で地域医療を先進的に取り組んできた医師たちが結集している。そこが本学会の最大の強みで、我々の知識と経験と情熱が現在の家庭医養成プログラムに結実しています。次のステップとしては、そういう先生方の知恵やノウハウ、マインドを家庭医・総合診療医を目指す若い人たちに余すことなく提供できるようなフレームワークに仕上げていくことが必要です。

5　家庭医の育成は「人」の育成

継続的な礼儀正しさ

――家庭医の育成にはどのようなことが大切だとお考えですか。

丸山　単なるスキルの養成ではないということです。家庭医・総合診療医の育成はすなわち「人」の育成です。例えば、私の病院には北海道家庭医療学センターで育った医師がいますが、彼らの患者さんに対する接し方には素晴らしいものがあります。常に安定した礼儀正しさを身につけている。その日の気分や体調によって態度が変わったりしないのです。これは相当訓練を積まないとできないことです。そして、なぜそうすることが重要なのかという理論的な裏付けや、それをきちんと教育できる背景がなければ成し遂げられないことです。そこに家庭医育成の難しさもあるのですが、家庭医療に限らず日本の医療全般に求められている要素だと思います。

プライマリ・ケア領域は、日々生きている生身の人間とその生活を相手にするところが大学病院と大きく違います。大学病院は臓器や疾患ごとにある程度選別されている人たちが対象です。何の治療でやってきた人か最初からはっきりしているのです。ところがプライマリ・ケアではそこがまだ仕分けされていない。患者さんに対して診療所で対応するのか大学病院へ行く必要があるのか説明しなければならないし、大学病院へ行くにも過度な恐怖感を持たないよう配慮することが求められます。

草場　家庭医は非常にあいまいなところからスタートします。何となくだるい、なんとなく不安だ……そう訴える人の立場に立って、なぜ今日診療所に来たのかを紐解いていくことがプライマリ・ケアです。さらに言えば、体がだるいと訴えている患者さんは仕事がちゃんとできているのか、家事をこなせているのか、親の介護をしている人なら親の体調は大丈夫か、そういうところまでどうしても関心が向く。そこまでしないと患者に何を提供すべきなのか分からないからです。

丸山　その場の診察や治療だけでなく、後のケアや家族関係のことも考えたりしますから、教育の段階で教える範疇の、いわゆる「按分」が臓器別専門医とは大きく異なります。人を診る、地域を診る視点を養うための教育、会話から患者さんの背景を読み取る能力を養うための教育等の按分が多くなってきます。

臨床能力がなければそもそも成り立たない

丸山　とはいえ、礼儀正しく接したり患者さんの生活面まで関心を持てればいいというものではありません。そこは非常に難しい。コミュニケーション能力があるだけでは診療にはなりません。

草場　おっしゃる通りです。高い臨床能力を持っていることがすべての前提です。家庭医の場合は健康問題に仕分けがされていないので、あらゆる側面を考えなければならず幅広い臨床能力が必要です。我々は内科中心に見られることが多いのですが、外科的な処置をする場面もあるし、妊婦や小さいお子さんも診ます。テクニックと知識を併せ持って初めて人を診る、家族を診る、地域を診ることが可能になります。幅広く深い臨床能力というベースがしっかりしているからこそ背景にあるいろいろな問題も見えるのです。

丸山　そこがかかりつけ医との違いでもありますね。従来のかかりつけ医は臓器別の専門性が先にあり、経験的に守備範囲を広げながら全体を見ていきます。家庭医は「人」を柱に据えて、そこから全体を診る能力を養っていく。普段の診療では特に意識する必要はないのかもしれませんが、社会構造の変化や国際化といった外的要因に直面したときは、家庭医の方が柔軟かつダイナミックに対応できるのではないかと思います。一朝一夕には無理でも少しずつそういう方向性を目指し、新しい国民のための医療を切り拓いていきたいですね。

日本プライマリ・ケア連合学会の役割

――　総合診療専門医の誕生という追い風もあり、今後は家庭医を目指す若い医師が増えてくると考えられますが、学会としてはどのようにバックアップしていくのでしょうか。

丸山　若い医師たちの意欲や可能性を摘み取らず、力を存分に発揮してもらえるような環境づくりだと考えています。それと同時に、アカデミズムを推進する組織としてリサーチや論文などを通してエビデンスを積み重ねることも進めていきたい。論文や地域からの情報を蓄積し、外部に発信して全体のコンセンサスを得たいと思います。

草場　経験や知識をきちんと体系化し、エビデンスとして積み上げていくことは国際標準化にもつながっていきますね。今まで家庭医療は日本各地で個々に実践されてきました。私は北海道ですが、千葉県や東京、九州などそれぞれの地域で頑張っている。それを急に全国規模でつなげるのは難しい部分もあるのですが、学会は日本全国を見渡せる立ち位置にあります。

例えば各地域で活躍している若手ドクターが自分の経験や知識を全国規模で共有したり、研究という形で熱いエネルギーを発散したり、あるいは教育を提供する側に立って後進を引っ張っていくことも考えられます。若い人たちの可能性を開花させる仕掛けを学会を通して作っていく。そういうクリエイティブな機能を持たせることが次のステップになると思います。

丸山　日本の北から南まで、少数ではありますが地域を支えてくれる若手医師たちが本当によく頑張っています。私たちとしては彼らが折れないようにサポートしていきたいですね。

草場　そうですね。折れないように。

丸山　医療界の中ではまだまだマイノリティですから。どんな世界でもマイノリティはいろいろと厳しい状況に遭遇します。そこを学会として励ましていきたいですね。

6　もっと医療に期待してほしい

役割分担することで専門医の負担も軽減

――患者側あるいは社会一般に対してはどのようなことをアピールしていきたいですか。

草場　社会がもっと医師に期待してほしいと思います。医師に対する遠慮というか、かなり限定した部分しか求めていないような感覚がありま す。診療報酬の発生することしかやらないのではないかという誤解もあるようです。診療所に来られない人や家庭内での虐待・ネグレクト、貧困家庭の孤立などの問題に対し、自治体や保険福祉関係の人だけではなく医師も参加して一緒に解決していく。そういうやり方があることも知ってほしいですね。

丸山　それは医療費の問題にもつながります。深刻な状態になってから運ばれてくると医療費も増えます。地域に深く入り込み早い段階から手を打つことは医療費的なソリューションでもあります。

草場　その通りですね。ギリギリまで放っておいた問題が顕在化すると、それはすべて社会の負担になります。

丸山　能動的に社会に出て行く医師が増え、健康問題を多方面からケアすることができれば、医療費をより効率的に使うことが可能になるでしょう。人材・施設・財源という医療リソース（資源）を地域の中でいかに有効的に使っていくか、私たちはそういう部分をきちんと見ることも教育しています。結果的には無駄な医療を抑制するかしこい選択にもつながるでしょう。

草場　患者さんにとって何がベストかを考えると、普段はかかりつけの診療所に通い、診療所で対応できることは診療所で行い、それ以外の部分を専門病院や大学病院に託す。そういう形にした方が負担は少ない。患者中心の考え方はすなわち診療所、専門病院、大学病院などの役割分担を進めることであり、病院の専門医の負担を軽減することにもなります。

丸山　総合病院や大学病院の専門医にとっても自分の専門領域だけに特化して診療ができれば、入院患者さんと接する機会が増えたり、より高度な知識や技術を習得する時間もできる。私たちが目指している方向性は、じつは既存の専門医療のためでもあるのです。プライマリ・ケアが普及することで既存の専門医が自分の力量を存分に発揮できる機会が広がる。そのところをぜひ理解していただきたいですね。

日本の若者の育成という観点で考える

――最後に、プライマリ・ケアとそれを支える家庭医が日本の医療にどのように貢献していくのか、学会としての抱負をお聞かせください。

丸山　私たちは、これまでの医療システムが根底から覆されるような大転換を期待しているわけではありません。国民皆保険制度は誰もが平等に医療サービスを受けることができ、病院や医師を自由に選択できる恵まれた環境を築いてきました。しかし、社会構造の変化が多様な問題を生み出し、既存のシステムだけでは対応しきれず医療システムそのものの持続性も危うくなっている。医療の高度化がもたらした専門分化や極端な先鋭化の影で置き忘れられたものがあることにも気づき始めています。そこを今一度見つめ直し、整え直していくことが私たちの役割であると考えています。

だからこそ関係者の方にお願いしたいのは、総合診療専門医を今の医師の視点で議論せず、将来の医師のこととして考えてほしいということです。将来の日本の医師の育成という観点で物事を決定していただきたい。これは医療に限定された話ではなく、将来を見すえた若者の育成です。その中の一部の人が医療の仕事に就くことになるわけで、これをやり遂げるのは本当に大きな意味があると思います。

謝辞

本書の執筆にあたり、お忙しいなか快く取材に応じてくださり、原稿への丁寧なご対応を賜りました丸山泉先生、藤沼康樹先生、岡田唯男先生、西村真紀先生、前野哲博先生、臺野巧先生、そして企画段階から熱心にご指導くださいました草場鉄周先生に厚く御礼申し上げます。

※本書に登場する医師の所属・肩書きは取材当時のものです。

参考文献

日本家庭医療学会編「新　家庭医プライマリ・ケア医入門　地域で求められる医師をめざして」／プリメド社（2010年）
草場鉄周編集「家庭医療のエッセンス」（ジェネラリスト・マスターズシリーズ⑦）／カイ書林（2012年）
葛西龍樹著「医療大転換・日本のプライマリ・ケア革命」／筑摩書房（2013年）
廣瀬輝夫著「世界の医療事情レポート　そして日本を考える」／メディカルトリビューン（2010年）
長坂健二郎著「日本の医療制度　その病理と処方箋」／東洋経済新報社（2010年）
渡辺賢治監修「総合医が日本の医療を救う」／アートデイズ（2010年）

著者プロフィール

舟見恭子　ふなみ きょうこ

ライター。1962年生まれ、埼玉県出身。東京の編集プロダクションでパンフレットや書籍などの企画・制作を経験。1996年、夫の郷里である札幌に移住。以後、広告・雑誌・ウェブサイト等の取材および原稿制作に従事。主な作品に「モチ論（エイチエス、2006年）」、「別冊宝島　スタートレック完全ガイド（宝島社、2007年）」、「BARやまざきの系譜（エイチエス、2013年）」などがある。北海道大学大学院情報科学研究科や、同大学院医学研究科のウェブサイト等の科学ジャーナルも多数担当。

【家庭医という選択 19番目の専門医】

初　刷 ―― 二〇一五年六月一二日
著　者 ―― 舟見恭子
発行者 ―― 斉藤隆幸
発行所 ―― エイチエス株式会社　HS Co., LTD.
064-0822
札幌市中央区北2条西20丁目1-12佐々木ビル
phone : 011.792.7130　fax : 011.613.3700
e-mail : info@hs-prj.jp　URL : www.hs-prj.jp
印刷・製本 ―― 中央精版印刷株式会社

ISBN978-4-903707-58-7